JN004837

臨床の時間

● 素の時間と臨床

三脇康生 編
Yasuo Miwaki

ナカニシヤ出版

目　　次

臨床を深めるための時間論

三脇康生

　我々臨床家は患者とともに多くの時間を過ごすことになる。したがって，その時間がどのような性質を帯びているのか考えることは臨床そのものを考えることにつながる。そしてそのことで臨床の姿が変わる。

Ⅰ．E 系列の時間

　まず時間には，単一の性質があると考えるのは間違っている。人類学者の野村直樹は，20 世紀のイギリスの哲学者ジョン・エリス・マクタガートの時間論に触発されて時間について独自の考察を行った（野村ほか, 2015）。その論文には明快な説明があるので，それを使って説明してみよう。野村らはマクタガートの時間論（McTaggart, 1927）における時間系列に新たに E 系列の時間系列を付け加えて，次のように整理している。少し長いが引用しておこう。

　　A 系列の時間とは，個人に内在化されていて，自分を起点にして過去―現在―未来を眺めることのできる時間である。つまり，そこには必ず時制があり，経験や感覚をもとにした個人が意識する主観的時間である。そのため，時間の進みが早

く感じられたり，あるいは遅く感じられたりもする。これは錯覚というよりも，その人自身の感じ方である。A系列の時間は，時計の時間とずれる場合がしばしばであり，過去の人生を振り返り，未来を思い描くことのできる心理的時間のことである。

B系列の時間は，客観的で無機質な時計の時間である。時計の針のように方向性をもち，等間隔の区切りで時を刻み，休むことなくカチカチと続く。寝ていても，何かに没頭していても，それらに関係なく一様に進んでいく。時計の文字盤も，時刻表も，カレンダーも，このB系列の時間を想定して作られる。外在化され，物理的な性格をもち，過去 – 現在 – 未来という時制はない。代わりに，何かが何かの前だったり，後だったりというような前後関係がある。午後2時は，必ず午後3時の前である。A系列の時間と異なり，B系列の時間では，時を刻むその間隔は一定であり，等間隔である。B系列の時間は，ずんずん前へ進む意味で，直線的に区切られているものの，自分と関係ない。言ってみれば，「死んだ時間」である。（略）

さて，これまでのA，Bの2系列と異なる時間系列が，マクタガートの言ったC系列である。時計の文字盤，カレンダー，時刻表などが見せる区切りは，それ自体は絵のようである。時計の針は単なる円運動とも見える。カレンダーは等間隔に区切られた桝目であるし，時刻表は数字の羅列としてみてもいっこうに差し障りはない。このような時間に関する羅列，順序，模様を，マクタガートは「C系列の時間」とした。（略）

では，ここで例を使って押さえておく。クラシックの演奏会。18時30分開場，19：00時開演。地下鉄を乗り継ぎ時間内に到着する。間に合い時計を見てほっとする。それまで腕時計

（B系列）が主役だった。席に落ち着き一息つくと気持ちは演奏への期待感へと変わる。時計からの解放。演奏が始まる。ここからは自分の時間（A系列）である。チラチラ腕時計を見ている人はもういない。聴いている自分にも，演奏するオーケストラの団員にもそれぞれ自分の時間（A系列）が流れる。第1ヴァイオリンには，第1ヴァイオリンの演奏個所があるように，その弾き手にとっての時間（A系列）である。

一方，それらを支えている「時間」がある。楽譜である。そこにはメロディとともに，小節が区切られ，時間が書き込んである。これは，静止画像（C系列）だが，この時間系列なくして私たちのA系列の時間はない。なぜなら，この楽譜というC系列の時間を元に演奏が進み，演奏が進むにつれぼくらの時間（A系列）も動き出す。時計の文字盤も，楽譜も，（略）それ自体はC系列なのだ。

しかし，これで演奏会の時間のすべてが揃ったと言えるのか？

　演奏会の帰り道，「素晴らしいひとときだった」というつぶやきを聞くことはないだろうか。英語でも"We had a great time!"と，「時」や「時間」で表現する。それは，単なる言い草か。

「素晴らしいひととき」と言わしめるのは，演奏会が時間通り（B系列）に始まったからではない。自分だけの固有の時間（A系列）に浸れたからでもない。また，楽譜（C系列）がすぐれていたわけでもない。この「素晴らしいひととき」の正体？　それは，団員同士の息の合った演奏とともに，聴衆として個（A系列）を超えて会場が一体化（シンクロ）して感動したひととき。演奏会全体が同期し一つの空気に包まれ呼吸した時，われわれはそれを「素晴らしいひととき」と呼ぶのではないか。演奏者同士が，そして演奏者と親客が，そしてまた親客と親客が，みなが一つになった状態を感動という経験として引き取るのではないだろうか？（略）

われわれは，そう考えてそれを「E系列の時間」と呼んだ。コンサートにおいて一番大事な時間は，自分だけの時間ではない，時計の時間でももちろんない，また動かない楽譜でもない──それは他でもない「生きていてよかったと実感する，過ぎ去ったあのひとときの時間」である。(略)

しかし，この時間こそ演奏会本来の面目である。(略)

　野村ら（2015）は，このようにシンクロナイズする時間を，E系列の時間と指定している。ここまでで，A, B, C, Eの時間系列があることがわかった。さらに，野村らは，このE系列の時間を精神科医の樽味伸の「素の時間」と同じものだと考えている。樽味が患者にシンクロナイズドして，患者の声を聞き取る事から，「素の時間」を発見したのは確かである。患者の話に，我を忘れて引き込まれて，あっという間に，時間が過ぎ去ることがあるのは臨床家なら誰でも知っている。しかし，我々臨床家は，「素の時間」の性質にシンクロナイズすることに付け加えて，症状から外す治療の力の描写がさり気なく含まれていることを明確にしたい。本書では，野村らの時間の枠組みはそのまま踏襲することにし，「素の時間」の臨床力，つまり症状から外す力に踏み込むのを目標とする。臨床と時間というテーマを設定してくれたのは，まさにこの意味で，樽味の「素の時間」とマクタガードの時間論を併置しようとした野村の時間論であった。野村らの着眼に深く感謝したい。
　樽味（2006a：本書第2章収録）によれば，「素の時間」の反対は「具の時間」である。「素の時間」の反対の項である「具の時間」が病的時間でないことに注意したい。野村らは，上記の論文で，「具の時間」はA系列とB系列の時間であるとしている。臨床からみれば，「具の時間」は治療者が自分で仕切ろうとし過ぎたちぐはぐした居心地の悪い時間である。そこには，A系列とB系列と更にC系列も含めて良いであろう。「素の時間」においては，治療者は患者である

人の話にピントが合っている（シンクロナイズドしている）。その
ことで，「具の時間」を患者である人とともに放っておくことができ
るようになる。ただ，「素の時間」が「具の時間」をやり込めてしま
う期待は，治療者としては多くを望みすぎである。望みすぎの治療
は，多くの失敗をもたらす。樽味がそのようなものを望んでいたは
ずはない。すでに書かれた臨床家からの「素の時間」を巡る記述も
読んでみると，「素の時間」は医師と患者の，ぴったり合った時間で
あるとか，役割的な関係を降りた裸の付き合いの時間のようにも描
写されている。例としては精神科医の大月康義の描写があげられる
（大月，2019：125-138）。しかしむしろ患者が寛解する（完治ではな
く部分的に治る）時には，患者と治療者がぴったり合い裸の付き合
いをするまで，開衿された状態が期待されることは危険である。そ
れはたちまち，「具の時間」と化してしまう恐れがある。むしろ「素
の時間」は，仮初めの姿で，仮初めの間しか存在しない。筆者が研
究してきたフランスのラ・ボルド病院の院長，ジャン・ウリの作っ
た概念として，コレクティフ（ウリ，2017）という概念がある。集
合性とも訳せるが，日本語でこのように訳すと集団性と間違われや
すい。日本では文化に顕著な村社会とか仲間とか集団性の属性のニ
ュアンスが強いが，それとはまったく異なっている。コレクティフ
とは兼本浩祐の言葉を借りれば治療者と患者の間で同期的了解の発
生する健善な条件の様なものである（兼本，2018：108）。まさにこ
のコレクティフが機能する時間が「素の時間」なのである。コレク
ティフの意味するところを明確にするためにも，「素の時間」を詳述
せねばならないだろう。コレクティフが発生する時間は，言葉の意
味が名詞化した意義が会話を制圧する時間ではなく，意味自体が動
詞的に発生する時間であると解釈できる（Laffitte, 2016）。「素の時
間」は言葉の意味が動詞的に発生するコレクティフが維持される時
間なのである。一方，名詞化した言葉が作り出すのがちぐはぐした
居ごこちの悪い「具の時間」なのでありそこにはコレクティフはな
い。

Ⅱ. 名残惜しい「素の時間」 ·······························

　ところで細心の注意を払いながら「素の時間」を紹介し続けてきたのが精神科医の杉林稔である。杉林にとって「素の時間」は，医者と患者の間に「（略）はじめから「共世界」が措定されていて，「共に分かち合う」ことができる，ということをベースに記述が成立している」（杉林, 2010：45-46）ようなものではない。杉林は樽味の記述のうちの以下のような点を強調している。

　　それは壊れやすいものであるからこそ，そういう時間にめぐりあうのは幸運なことであり，それでも少しずつそういった時間が積もっていけば，なにか自然な安心感，少しだけの親密さ，揺らぎにくいおもり（＝錘？お守り？）となってひっそりと機能することになりはしないだろうか，と考えるに留める。（樽味, 2006a：39：本書31頁）

　樽味の「素の時間」は戦略的に狙えるものではなく患者に安定感として残っていったのであればありがたいと思えるような微かな存在性をもつもののことなのだ。杉林は最新作『精神科臨床の自由──記述・暦・病跡学』で東浩紀の『弱いつながり──検索ワードを探す旅』（幻冬舎）を持ち出し精神医学に携わる我々自身が，村人や旅人ではなく観光客化したと書いている。

　　かつて狂気は，あてのない旅というイメージがお似合いであった（レインの旅路説が有名である）。今では操作的診断基準によって狂気は標準化された。そこには「本質」論抜きで狂気を扱えるという手軽さがある。「べてるの家」などの当事者論にも狂気の観光化を見ることができる。（杉林, 2020：191）

　精神科臨床もまた，かつては，あてのない旅というイメージにふさわしいものだった。しかし今では診断だけではなく，当事者の苦悩や対処法まで整備され整地された形で，ワンパッケージとして提出される。実証的研究へのリスペクトが高まり，これらが積み重ねられ「進歩する」ことによって，よりよい未来が待っているという期待感が充満している。早期発見早期治療，というドライブもあいかわらず健在だ。それらのトライアルは，「帰る家がある」というセッティングにもとづいていて，どこにはぐれていってしまうかわからないという旅路ではない。(杉林, 2020：191-192)

　その中で，観光客化にほろ苦い自覚をもたせてくれる時間として「素の時間」が辛うじて残っていると杉林は書きたいのだろう。「「観光の記述」の隙間から「旅する記述」を見つけ出す〈まなざし〉が必要だ」(杉林, 2020：194) としている。要するに，「素の時間」に相当する時間を確保することが，我々観光客のせめてもの務めであると杉林はいいたいのである。本書では「素の時間」から考察して，観光客化した後の我々の「本質」論をつくりたい。観光化した医療の中に，ふと浮かび上がるのが「素の時間」であると杉林は言いたいのだろうが，本書ではその準備にも着目したい。観光化した医療の中でどんな視点を持てば，「素の時間」に出会えるのか考えたい。それが6章で詳しく述べるラ・ボルド病院のジャン・ウリたちの言葉でいえば制度分析にあたると考える。観光化した医療制度に流れる時間を分析することが，「素の時間」に出会うための準備であるのだ。本書は時間の制度分析を試みているのである。

Ⅲ. 共時間性と異時間主義との止揚 ⋯⋯⋯⋯⋯⋯⋯⋯⋯⋯⋯⋯⋯⋯⋯⋯

　ここで人類学者の田中雅一の論文「運命的瞬間を求めて――フィールドワークと民族誌記述の時間」（田中, 2011）にしたがって，空間と時間の関係を考えてみよう（三脇, 2020）。他者とのより積極的な議論を行うために「一歩引かないで，一歩前に出る態度」（田中, 2011：125）を田中は描こうとする。一歩前に進む態度を，ボケとツっこみと田中は称する。ツっこむという態度は「他者否定を意味するのではない。むしろ，他者の存在を尊重し，相互に自省的な視点をもたせるような態度を意味する」（田中, 2011：125）。

　　しかし，ツっこみを可能とするためには（略）信頼こそ不可欠なのである。この信頼は，相互に共有する空間や時間が増えることによって可能になる。（田中, 2011：125）

　つまり，一歩前に進む態度を取るには，どれだけの信用が得られるか問われることになると田中は書いている。田中はオランダの人類学者のヨハンネス・ファビアンを引き，非合理な話を，インフォーマントや患者から聞いたときに，文化人類学者や精神科医が，一歩引いて話を聞くことになるのが異時間（allochronisme）モードであり，これがいわゆる専門性のモードであるとする。専門性によって一歩引くことを意味している。そして「共時間（引用者注 coevalness）の否定あるいは隠蔽は，すでにフィールドにおいて生じていると言えるのではないだろうか」（田中, 2011：123）と田中は書く。田中は次のように書く。

　　ファビアンにとって，文化人類学の大きな矛盾は，フィールドワークにおいて人類学者はその対象となる人びとと共時間的な交流をしているにもかかわらず，民族誌記述においては

そうした共時間性が否定あるいは隠蔽されてしまうというこ
とにある。そして，こうした時間の対比を，ファビアンは時
間の分裂病的使用［引用者注 schizogenic use of time］と表現
する。（田中, 2011：116）

　田中は，我々専門家は書くことにおいて，異時間性に陥るのでは
なく，フィールドで既に異時間性，すなわち専門性の時間に陥って
いるのであると指摘する。そこで，田中は驚くべき文献を引用して
いる。「私は入院患者に（そんな気ちがいめいたことをするな）と
か（そんなことを考えたり，言ったりすると気ちがいだと思われる
よ）とよく言うが，意外に良い反応（病気とか異常行動などに）が
みられることを経験している」（田中, 2011：127）と精神科医の江
熊要一が書いていたことを挙げて，田中は一喝療法を参照している。
この一喝療法で「共時間性と異時間主義との止揚がここで目指され
ている」（田中, 2011：127-128）と田中は書く。つまり共時間性と
異時間主義に二分化してしまうのではなく，共時間性の中に，異化
の要素を見つけようとするのである。

異化は異時間主義とどう違うのか。後者はなによりも距離を
取ることを想定しているが，前者は距離を縮めることと関係
する。縮めながらいわば共時間の土俵の外にウッチャる行為
と言えばいいだろうか。外に投げ出すことで異質な時間を導
き，それまでの共時間的な状況を自省できるのが異化なので
ある。（田中, 2011：129）

Ⅳ. 「素の時間」の可能性の中心を求めて

　異化をもたらすのに強烈な一喝だけが有効なわけはないだろう。
もっと静かな異化はないのだろうか。逆に，樽味のような「素の時

間」なら，どんな絶望的な事例でも，我々医療者は待つことができるかもしれない。そして「素の時間」は，医療人類学の根本的な問題の答をもたらす。それは患者の語りを疾患（disease）の語りから病い（illness）の語りへ切り替えるきっかけを作るのである。逆に疾患と病いの違いも「素の時間」を通して初めて具体的に掴めるのだ。病いとは「素の時間」とともに発生するものなのである。もちろん単なるきっかけに過ぎず，すぐに消えてしまうのが「素の時間」であるのが日常茶飯事であるかもしれない。しかも「素の時間」を実体的に捕まえることは，患者と共に躁状態に陥ったり，うつ状態に陥ったり，同情疲れに陥るなどのさまざまな危険性を含んでいる。それがゆえに，本書では「素の時間」の可能性の中心を記述するために，さまざまな時間（A, B, C, E の系列）を論じる中で，それからはみ出すように，ふと「素の時間」を浮揚させようとした。しかし，このすぐに消えてしまう「素の時間」にどれだけの臨床家が，救いをもたらされ，と同時に，どれだけ「義」を学ぶことになるのか，深く知る企画にしたい。「義」と「倫理」の違いを，樽味は以下のように明確に書いている。

　　ただし「義」は，一瞬一瞬に成立する姿勢であって，それを取り出して箇条書きにできるものではない。そうしてしまったときに，それは「義」ではなくなり，押し付けがましい「倫理」となる。「義」が，あたかも確固として存在し，固定的な目的のように掲げられるときには，ある暴力性が突出してしまう。「義」は内省と表裏一体であって，単体で突出したときには，融通のきかない「倫理」になり，最終的に「規則」となってしまうかもしれない。また，スローガンとして固定化しやすいように加工され「医療者の義務と患者の権利」として扱われるときは，もともと「義」に付随していたはずの「互いの暴走を柔らかく抑止していたかもしれない相互作用の感触」は，おそらく抜け落ちているように思われる。「義」は，

　常に臨床の，記述の行間にこそあるべきものである（樽味，
2006b：68–69）

　「義」に満ちた「素の時間」を臨床の行間に探すことが，真の臨床
力である。逆にそこから照射される形で，我々は臨床における種々
の時間の存在も，改めて知ることになるのである。このように時間
について考えることで臨床の現場がどれだけ深まるか期待して，本
書を世に出したい。

【文　　献】

ウリ, J. ／多賀　茂・上尾真道・川村文重・武田宙也［訳］（2017）．『コレク
　　ティフ──サン・タンヌ病院におけるセミネール』月曜社
大月康義（2019）．『語りの底に──臨床文化精神医学』金剛出版
兼本浩祐（2018）．『なぜ私は一続きの私であるのか──ベルクソン・ドゥル
　　ーズ・精神病理』講談社
杉林　稔（2010）．『精神科臨床の星影──安克昌，樽味伸，中井久夫，神田
　　橋條治，宮沢賢治をめぐる時間』星和書店
杉林　稔（2020）．『精神科臨床の自由──記述・暦・病跡学』星和書店
田中雅一（2011）．「運命的瞬間を求めて──フィールドワークと民族誌記述
　　の時間」西井涼子［編］『時間の人類学──情動・自然・社会空間』世
　　界思想社, pp.115–140.
樽味　伸（2006a）．「慢性期の病者の「素の時間」」『臨床の記述と「義」──
　　樽味伸論文集』星和書店, pp.23–42.
樽味　伸（2006b）．「臨床の記述と「義」について」『臨床の記述と「義」──
　　樽味伸論文集』星和書店, pp.63–70.
野村直樹・橋元淳一郎・明石　真（2015）．「E 系列の時間とはなにか──
　　「同期」と「物語」から考える時間系」『時間学研究』5, 37–50.
三脇康生（2020）．「フランスの精神医学を引きつけた日本の精神科医──木
　　村敏と土居健郎から考える」『多文化間精神医学会雑誌こころと文化』
　　19（2）, 167–185.
Laffitte, P. J.（2016）．Le concept de collectif chez Jean Oury, *Chimères, 87,*
　　193–202.

McTaggart, J. E.（1927）．*The nature of existence*. *Vol.2*. Cambridge University Press. pp.9–31.（永井　均［訳・注解と論評］（2017）．『時間の非実在性』講談社）

Chapter 2

慢性期の病者の「素の時間」*

樽味　伸

Ⅰ．はじめに

　筆者は精神医療に従事してから日は浅く，年単位で分裂病者と過ごした経験はそれまでなかったが，ある年の4月から私立の精神科病院に赴任することが決まった。その病院は大半の入院患者が，いわゆる慢性期の分裂病者であり，筆者はそこの女子閉鎖病棟の病棟医となった。彼女らの多くは入院期間が10年を超えており，筆者はその何代目かの主治医であった。彼女らは毎日，検温に応じ便の回数を申告し食堂に行き病棟に戻って服薬し，その合間にテレビの前に座ってぼんやりしたり，医療者に心身の不調を訴え時々食い下がったり，あるいは何もしないと拒絶したり，日々同じような行動を繰り返していた。しかしその中で時折筆者の目を引いたのが，一時的にではあるが，すっとこちらにピントが合うようにやりとりのできる時間だった。そしてその後，時によってはそれがしばらく続くこともあった。彼女らが，いわゆる異常体験や病的行動に彩られ

---

* 本章は樽味伸『臨床の記述と「義」──樽味伸論文集』（星和書店，2006年）に収録された「慢性期の病者の「素の時間」」（pp.23-42）を本書編集に際して転載させていただいたものである。転載にあたっては文献の書式のみを本書の体裁に揃える以外の編集は行っていない。

た日々の中で，ふっと「素」になることがあるように思えた。

それは，聞く側に「ピントが凄く合っている」と思わせるような，やりとりの自然な確かさを与える瞬間である。そしてそれらの後にしばしば，しばらく繋がっていく一定のすっきりした，あるいは少しだけ親密な時間である。

例えば，日常のちょっとしたハプニングがあるとする（脱水中にフタが開き洗濯機から洗濯物が噴出した，面談中に立ち上がった医師の白衣がイスに引っかかって破れた，カルテ記載中にボールペンのバネが飛び出た，等々）。すると彼女らは，病室から看護婦にせかされて無理やり筆者の前に座らされていた時でも，あるいは寡黙に回診に耐えてくれていた時でも，クスリと笑ったり，わっと驚いたり，心配してくれたりする。その後に，治療者，あるいは看護者も含めて，彼女らとの間に少しだけ自然な時間が流れる。洗濯機の件では，常同的な独語をテレビの前で日がな一日続けていた人が「壊れたんやなかろうか」と詰所に報告しに来ておろおろしていた。それを中心にしばらく自然なやりとりが続いた。

また，こちらがぼんやりと特に用もなく病室を訪れていて，ふいに「センセ，煙草はなにを吸いよるんな」と声をかけられてびっくりすることもあった。その女性は日がな一日デイルームで飛び上がりしゃがみこむ動作を常同的に続け，それから徘徊を始めることをずっと繰り返していた人であった。しばらく煙草の銘柄の話が続き，しかし病棟をひと回りして戻ってきたときには彼女は廊下を独語しながら行ったり来たりしていて，こちらに目を合わそうともしなかった。

それは日々の「診察」する段になっているときの出口のないような筆者の無力感を，しばしば少し軽くしてくれるものであった。その時間は決して，その時病的ではないというわけではなく，というよりもそもそも「病的／非病的」という次元とは別のように思われた。したがって「素」という表現を使おうと考えた。その時間は「素の時間」であった。

　今回，その「素の時間」について記してみる。学術的ではないという誹りを免れないだろうことは，承知しているつもりである[注1]。

Ⅱ．つぎに

　病院の概要から記載する。

　私立，医療法人。九州の地方都市にあり，その中心から車で 15 分ほどにある。当地の精神科病院の中では交通の便はよい部類で，古い幹線道路沿いにある。高度成長期に造られ，この地では古参の病院のひとつである。

　隣は敷地の広い食品加工場，裏手には大きな川と畑，そして近年は中古自動車店などもできている。川の土手は整備され，ジョギングする人や自転車に乗った人が行き来する。一部の病室からはそれが見える。春には桑の花が咲き，ツクシが出る。隣の工場は移転が決定し大規模な取り壊し工事が始まっており，その音は病棟にも一時はよく聞こえてきていた。

　病院のまわりは木が植えてあるが，鬱蒼とした感じではなく，門から玄関まで，少し道路から引っ込んで長くとっている以外は，とくに隔絶された印象は受けない。敷地自体は広く，テニスコートと作業療法棟，デイケア棟，物置，職員住宅などが外周に並び，中心に 3 階建ての病棟が建っている。その病棟に囲まれるようにして小

注1）「分裂病の理解には大きな物語が必要である。分裂病について人間学的な観点や社会心理学的側面から述べられた物語はしばしば魅力的である。だが，「目的や願望から物事を解釈しない」ことと，「経験に照らし合わせて推論を検証する」（そしてその上で新たな推論を構築する）という科学的方法の要件を満たさない限り，物語はフィクションの域を出ることはできない（臺, 1979）」。ここで「物語」「フィクション」「科学（的）」という要素と精神医学との関係を再考する必要があると思われるが，筆者の力量を明らかに超えている。中井（2002）は，精神医学が立脚しようとする場，その「科学性」を纏うときの足場となる「対象化」という段階の，医学における限界について興味深い論考を発表している。

さい中庭があり，猫が住み着くこともあった。猫好きな職員が半分困りつつ世話をしていたが，給食室が傍にあったこともあり賛否両論で，多くは職員が連れて帰って飼ったりしていた。

テニスコートは以前は入院患者も使用していたようだが，患者が高齢化したこともあり現在は職員が時折使う程度である。作業療法棟，デイケア棟，職員住宅ともに古さは目立つが，中の居心地は悪くない。

病棟の建物は古い鉄筋コンクリート造りの3階建てで，窓は小さめである。格子は近年取り外された。病室は4〜7人ごとの部屋であり，個室はない。400床を超えるベッドは7つの病棟に分かれている。そのうち保護室が約30床で，各病棟にあるのではなく，いわば「保護室病棟」といった形で独立している。開放病棟はひとつ（80床ほど。男女混合），あとは閉鎖病棟（男子病棟，女子病棟で分離）である。建物全体の印象としては，しっかりした建物であるが，古い役場や保健所の造りに似ていなくもない。

外来ロビーは広くとってあり，吹き抜けがある。診察後もテレビを見ながらしばらく過ごし，それから帰っていく人も数人いる。このロビー周辺は静かなときが多い。

病棟はやや天井が低く，廊下も以前の基準での設計で狭い。長細い造りで，看護詰所の両脇に病室が並んでいる。詰所のカウンターから首を伸ばせば，廊下を見通すことができる。閉鎖病棟入り口は，ペンキ塗りの鉄扉である。両脇が部屋なので廊下は明るくない。照明は蛍光灯である。

各部屋のドアは蝶番式で木でできている。痛みがやや目立つ。病室の窓は掃除しきれず，曇っているが気にする人は少ない。壁にはめいめい，いろんな切り抜きやカレンダーを貼っていて，セロテープをはがした痕がそこかしこに残っている。

男子病棟では，決められた時間にタバコが配られ一斉に吸うので，その時間は煙幕が焚かれたようになる。女子病棟はさすがにそこまではなく，その時刻の灰皿（赤いブリキのバケツ）まわりは井戸端

会議のようになる。男子病棟では，黙々と吸う人が多い。

　廊下の突き当たりに物干し場があり，詰所からもあまり見えないので，そこをお気に入りの場所にしている人がいる。少し前に各病棟に全自動洗濯機と乾燥機が据えつけられた。使い方にとまどう人はそれほどいなかった。順番待ちでケンカになることはあったが，冬場には水で手洗いしていた人も多く，洗濯機は喜ばれた。

　病棟内の空気は淀んでいることも多いが，老人病棟以外はそれほど匂いは気にならない。建て増しした病棟は比較的きれいだが，逆にその病棟だけ雨漏りがする。その病棟の人はよく知っており，雨の日はバケツや洗面器を用意し，それを的確な位置に置く。

　「保護室病棟」は，デイルーム奥の廊下に保護室が並ぶ。1階にあるため保護室に行くことを「○○さんを下ろす」「○○さんが下りてくる」と表現される。さすがに匂いも強く快適とは言えないが，良くも悪くもかなりルーズな時間開放が行われており，主治医が知らない間にデイルームでテレビを見ていることもあり，しかしそれが奏効することもある。衝動的破壊行為のため長期間保護室で過ごしている人も，日中はぼんやりとテレビを眺めていることがある。

　レクリエーションや運動会は年に何回かあるが，入院者の高齢化とマンネリ化で若干盛り上がりに欠ける。運動会の時「君が代」のテープがかなり伸びており，それが演奏されたときに失笑が漏れたのは印象的だった。カラオケ大会では名物の男性患者が毎回「無法松の一生」を歌う。

　入退院はそれほど多くはなく，入院が月に10人前後，退院もそれぐらいである。新患の中で入院に至るような人は少なく，ほとんどの入院はいわゆる「おなじみ」の人である。ただ，しばしば保健所や警察からの入院要請があり，そのときは新患の入院で忙しくなる。

　診療体制としては基本的に病棟主治医制をとっている。常勤精神科医のうち2名が大学から派遣されており，2年前後で交代する。看護者は年配の人が多い。

　筆者は先にも書いたように，ある年の4月からその病院に常勤医

師として赴任し，2 年後の 5 月で転勤となった。

Ⅲ. 症例 丸田 ···

（この項では「治療者」と書くべきところを「私」と記載している。
その方が主旨を伝えやすいと判断したためである）
　丸田安江（仮名）　　58 歳　　女性

▨ 主訴

「殺してやる」等の幻聴，追跡妄想，夜間の侵入感，妊娠させられ
たとする妄想的訴え。
　ここ数年の問題はそれに加えて，気分の高揚とそれに伴う他患と
のトラブル。

▨ 病歴と症状

　4 歳下の妹がいる。両親は農業，父は時折出稼ぎに行っていたと
のことだが詳細不明である。中学卒業後，食堂でウエイトレスなど
をしていた。22 歳時に，注察妄想，追跡妄想，幻聴にて初回入院。
半年後退院し，再びウエイトレスとして働いていたが，その後も数
回の入院歴がある。
　28 歳時に，「誰かわからないが殺してやると聞こえてくる」「追い
かけられる」「夜中にいたずらされる」と執ように訴えるようになっ
た。
　ある日（昭和 46 年），自殺をほのめかす遺書を残して家出し，港
で警察に保護され，入院となった。入院後も幻聴は続き，電気けい
れん療法も何度か施行されている。侵襲的な幻聴，夜に誰かが来て
（主に対象は医師だった）妊娠させられる，と繰り返すような状態が

続き，入院は長期化した。両親が相次いで死亡し，妹はまったく接触を断つようになり，身内の者の面会などはなくなった。妹の住所も本人には知らされないまま，以後30年あまりの入院を続けている。

　この10年程は，気分の高揚を数日単位で繰り返し，デイルームで大声で歌ったり他患とケンカしたりの日々だった。医療者には「当直の○○先生に妊娠させられた」「お腹の子供が出してくれと言っている」と何度も訴え，不眠の夜はやはりデイルームで歌ったりして他患から苦情が出ていた。看護者も手を焼いていたが，保護室に隔離となることはなかった。そうかと思えば自室で布巾を顔に乗せて不機嫌に押し黙っていることもあった。「夜間の不眠」「不穏」により，最近の2〜3年は月のうち10日ほど臨時や数日間の連続投与でハロペリドールの筋肉内注射（5〜10mg）が施行されていた。

＊

　ある年の春，私が赴任し，彼女の病棟（閉鎖女性病棟65床）担当となった。病棟に挨拶に行った時も，彼女はちょうどデイルームで歌っているところだった。挨拶もそこそこに再びテレビの前で歌いだした彼女を，他患が迷惑そうに眺めていた。彼女は小柄でころころと丸く太っており，愛嬌のある顔立ちだった。表情は明るいと言えなくはなかったが弛緩しており，大きな目で，斜視があった。挨拶の最中も彼女がどこを見ているのか，そもそも言葉が伝わっているのかさえ自信が持てず，あまり気にかけてもらえそうになかった。

　他の女性患者たちが，私を囲み四方八方から出身や年齢（年齢はヒミツ），独身かどうか（ヒミツ），その土地の名所に行ったことはあるか，年収はいくらか（ヒミツ），何年いる予定なのか（口を濁すしかなかった）等々矢継ぎ早に質問する中で，彼女は離れて歌っていた。その後も彼女とは，事務的な会話は可能だったが，それ以上の疎通はよくなかった。彼女の歌は「炭鉱節」から私の知らない演

歌，童謡，おそらく即興の歌など，次から次へ歌うのだった。楽しんで歌っているのではなく，他患の邪魔をしようとしているのでもないようで，それしかしようがないといった感じで歌い続けた。あるいは幻聴がひどいときの対策なのかもしれなかったが，結局わからなかった。

　翌週，回診にかこつけて各病室を回った。彼女の部屋は4人部屋で，他の3人はひっそりとした中年から初老の女性たちだった。彼女のベッドの周囲は非常に雑然としており，脱ぎっぱなしの服，顔にかぶる布巾（かぶりやすいように糸で頭巾のように工夫して加工していた），把っ手のはずれかけた大きな古い化粧箱，皇室関係や料理の献立などの雑誌写真の切り抜きなどが散らばっていた。私からの問いかけには「うん，うん，いや」とだけ表面的に答え，ある程度視線は合わせるが，あまり機嫌は良くなさそうだった。赴任当初でもありあれこれ見せてもらうわけにもいかなかったが，ただ，頭にかぶる布巾の工夫に感心すると「えへへ」と笑ってくれた。

　彼女が私から距離を置いていたのも，長くは続かなかった。間もなく病棟を歩く度に歌をやめて，私を文字どおり捕まえて離さず

　「昨日も○○先生が夜にやって来た」

　〈あらま〉と言うと

　「センセ（私のこと）も来たろうが。ニヤニヤしてから」「今もお腹から話しかけてくる」「センセの子や」

　と一生懸命言ってくるようになった。切迫し額や鼻に汗をかいていることも多かった。そういうときは大抵は看護者に怒られて，デイルームや自室に帰らされたりしていた。自室で押し黙り布巾をかぶる時は，「殺してやる」といった幻聴が近づいてきているのだった。夜間の不眠も依然続いていた。

　彼女は，夜中の侵入と性的いたずら，妊娠の話で私を非難し続けた。症状レベルに絞ってこちらから問うても，話を他に向けようとしても，相づちさえにも，彼女は応じることはなく，それが唯一の武器と戦い方であるかのように，ただただ繰り返し強い口調で話し

続けるのだった。病棟の看護者に聞くと「もうずっとあの調子よね。夜さえ寝てくれればいいんやけど」と言うのだった。

　赴任後1カ月ほどして私が初めて当直することとなり，夜の病棟回診（午後7時から全病棟各部屋を看護者とひと回りする）をした。彼女は自室で早くも頭巾をかぶっていた。しかし消灯後に彼女は不眠を訴え，頓服薬（ベゲタミンB®）も奏功しなかったようで，「注射しますか」と内線電話を受けた私は，せっかくだからと午前1時頃に病棟へ行った。

　病棟へ行ってみると，大声で歌っているかと思っていたが，彼女は詰所の入口の傍の，カウンターのようになったところにほおづえを突いて，窓越しににこにこしていた。「おこんばんわ」と彼女は言って，私も〈こんばんわ〉と言った。病棟当直婦長は寛容な人であったこともあり，せっかくなので彼女に詰所に入ってもらい話すことにした。

　〈どげんしたね〉
　「なんか眠られんに」
　〈困ったねえ〉
　「そうかえ」
　〈いやそんなに困らんけどね〉
　「そうかえ」

　今までの表面的な応対や強く難ずる態度とはまったく違い，彼女は穏やかで，きちんと話ができた。表情は昼間の弛緩したものとはまったく違って，視線が程良くしっかりしていた。斜視さえないのに内心驚いた。

　婦長がカルテを出してきてしまったので仕方なくいじっていると，彼女に

　「ぶあちいなあ（カルテが分厚いなあ）」と言われた。
　〈ぶあちいねえ，丸田さんは長いんかね〉
　「もう30年になるに」
　〈すげえなあ〉

「(家族の) 誰がどこにいったか分からんに」

　といったやりとりだったように覚えている。そこから自然に，昔の話になっていった。分冊となっていた彼女の過去のカルテは倉庫の中で，私は目を通していなかった。夜中であったが，ついつい私は彼女の話に相づちを打っていた。婦長は「(夜中の面接は) 癖になる」と怒ったりはせずに，詰所の奥で自分で淹れたお茶を飲んでいた。

＊

　ウエイトレスが大変だったこと。よくラブレターをもらったこと。嬉しいよりも恥ずかしくてどうしていいかわからなかったこと。それから，「こげん聞こえるなら」と自殺しようと思ったこと。そう決めると少し楽になれたような気がしたこと。でもどうすればいいのかわからなくなったから港に行ったこと。それも歩いて行ったこと (おそらく2～3時間はかかる)。港でもどうしていいか分からず，近くの浜に行ったこと。お腹がすいたのでサンドイッチを買ったら，それでお金がなくなったこと。そうしたら犬が来たので，犬にあげてしまったこと。犬はどこかに行ってしまって，空腹なまま浜で座っていたら警察に捕まって入院させられたこと。等々。

　彼女は恨みがましさを見せず，どちらかといえば懐かしそうに話してくれた。彼女にとっては辛い体験であったことは想像できたにもかかわらず，私にはなにやら感傷とさみしさと，言って良ければ安らぎみたいなものさえ感じられた。私にとっては，その時は『治療者―病者』の関係さえなかったような気がする。こちらの役割は解除されているようだった。それはいわば夜話といった趣で，私は聞いていただけだった。それは努力したわけではなく，詰まるところ何もしてはおらず，単に自然に聞き入っていただけだった。

　現在の幻聴や妊娠の話は出なかった。

　話が一段落して，私が時計を見たかなにかしたのだと思う。彼女

から「注射かえ」と聞かれた。

〈どげんするね〉

「そりゃあ，いてぇけんいやじゃ。尻がかとうなる」

〈ほなら，やめとこう〉

すると彼女は言うのだった。

「注射せんとセンセが怒らるうやろ」

眠れないのが辛かったら，もう一錠白い奴（ベゲタミンB®），辛くなかったらそのままでいいことにした。（結局不眠，ただし歌わず）

*

翌日の日中からも彼女は歌った。しかし，私が詰所に上がってくると，「ちょっと寄っていく」という感じで詰所のカウンターにもたれて，「お腹の子供」の話や，かなり的を得た他患の悪口を，今までのように一方的に私を捕まえてしゃべり続けるのではなく，だらだらとしゃべってそれから自分で自室に帰って行く，ということの方が増えていった。もちろん，全体的な劇的な変化などはなく，放歌とケンカ，妊娠，侵入の訴えは続いていたが，私や看護者への非難の色合いは薄れ，手に余るものではなくなっていった。夏頃（赴任後3カ月過ぎ）には，他患からの苦情もほぼなくなりトラブルになるほどのことはなくなった。

その前後から，処方を少しずつ変更し，ハロペリドールを減量（1日量36mg→12mg）し，炭酸リチウムを1日量400mg追加した。少量使われていたプロペリシアジンやベンゾジアゼピン系抗不安薬も中止した（後日ヒドロキシジンを少量使った）。日中の気分の高揚とケンカはなくなり，テレビを見て花札をすることが増えた。花札は非常に強いことが判明した。時折頭巾を被ってぶすっとしていることは相変わらずあった。「不穏時」のハロペリドール筋肉内注射はほとんど必要なくなったが，ときおり幻聴が活発になり短期的

に使用した。ただし半量で済んだ。夜間の不眠は時々みられたが減っていき，注射に至ることはなくなった。そのうちブロチゾラムの稀な屯用となった。

　私の子とされる彼女のお腹の出っ張りは，「ふとっちょるけんじゃ」と看護者に揶揄されるだけの余裕のあるものとなり，私に言ってくるときも

　「センセの子やのに」

　〈俺の子じゃない〉

　「またそげんこと言う」

　〈俺の子じゃないけど，大事にね〉

　といった応対が可能になっていた。そのうちあまり口に上らなくなり，それはそれで少し寂しかった。当直中にすれ違っても，昔語りもそれ以後はなく，ちょっと笑って通り過ぎて行った。意味有りげな笑いではなく，挨拶のような，照れたような微笑だった。

　彼女の昔語りは　度きりであった。　度，彼女が「殺してやる」の幻聴に我慢ならなくなり注射を希望したとき，私は準備の合間に「犬とサンドイッチの話」を持ち出したことがあった。彼女はほとんど話に乗ってこず，しかもそれは幻聴のせいばかりではないように思われた。私は非常に後味が悪くなり，注射の後必要以上に気分はどうかとかふらつかないかとか痛いだろうとか声をかけていた。看護者と一緒に自室に帰っていく彼女を見ながら，この話は私の方からは二度としないようにしようと思った。

　斜視の程度は日によって変化があったが，その当直の夜以降の精神症状や覚醒度とのつながりははっきりとしなかった。体重の増減，身体症状の増減，自律神経症状の顕現は，なかったと言ってよいと思う。数回施行した甲状腺機能はすべて正常であった。また，すでに閉経していた。

Ⅳ. 考察 ···

　症例・丸田は，数カ月の期間の中でゆっくりと，病棟では目立たない存在となっていった。彼女の妊娠の妄想も，お互いに余裕を持って扱えるようになり，当初の彼女の必死さや切迫感は，筆者が当直した夜の偶然のやりとりを契機に，少しずつ遠のいていったような印象がある。

　思い返せば彼女は最初から，筆者の残業の時など夕方から夜にかけての方が，表情はしっかりしていたようだった。確かにそういう目で見ると，夕食後から午後9時頃までは歌うことは比較的少なく，きちんとしていたようだった。しかしそのことになかなか思い至ることができなかった。

　初対面の印象からして，当初の処方内容は歴代の主治医がそうせざるを得なかったと十分納得できるものであった。しかしそのような状況から，症状と押し合いのようになっていた当初の処方は，減量が可能になっていった。彼女の変化の要因としては，結局は長期的な抗不安薬が気分の高揚を惹起していただけかもしれないし，リチウムで情動が安定しただけかもしれない。それでも，薬物とはまた別の要因もあるように思えてならない。

■ 1.「妊娠の話」について

　彼女は「先生が夜にやってきて妊娠した」「どうしてくれる」とよく怒ってきた。それに対して筆者は特に目新しい対応をしたわけではなく，どうかなあ違うんじゃないかなあ困ったなあ，というニュアンスを伝えつつ受け流すことに終始することとなった。ただ，彼女独特の愛嬌のある風情のためか，訴えは執拗なものであったにもかかわらず，あまり筆者は辟易することがなく，それほど邪険に扱うことはなかったと思っている。また彼女は筆者よりかなり年齢が

上であり，異性の性愛的な主題を挟んだときの接近について，筆者にほとんど罪悪感・後ろめたさが湧かず，追い詰められた感じ（吉松, 1978）にならなかったのは，余裕を持って主題を扱えた大きな要因だったと思われる。

しかし経過を見た場合，この妊娠の訴えは，被害感，侵入感，恋愛性転移や被愛妄想の範疇に入れてよいのであろうか。

彼女の「妊娠」の際の相手には，歴代の主治医や気に入った当直医を取り込んでいた。筆者も取り込まれ，そして非難の的になった。しかしその「非難」は，口調は執拗で切迫してはいたが，恋愛妄想と表裏一体のはずの「憎悪」の存在，鋭さや重さが感じられなかった。そのうちに切迫感は柔らぎ，親しみも併せもった繰り言，つれない相手を仕方なくなじるような色彩になり，そしてそのうち口にのぼらなくなってしまった[注2]。

おこがましいかもしれないが，彼女にとっては「妊娠」そのものがある種の救済願望のあらわれであったかもしれないとも思える。彼女にはすでに家族からの音信は久しく途絶えており外出もまったくできず，他患とのやりとりも上手ではなく孤立しがちの状況がずっと続いていた。看護者も手を焼いており，常に親切に優しく遇されるわけでは決してなかった。どちらが先であったにせよ現実には，すでに彼女には日中は歌い続ける状況しか残っていなかった。ほぼ2年ごとに交代する医師は，彼女にとっては「外からの来訪者」であり，窓口であったと思われる。救済願望に多く見られる超越的な救済者という色彩がこの場合は薄いにしても，「外からの医師」を彼女なりのやり方で取り込み内住（平山, 1987）させることによって，

注2）梅末（2004）は，病者の語りを自己陳述としてではなく，治療者に向けられた言語行為として捉えなおし，自己陳述の内容の歪みの記述ではなく，言語行為の形式と行為に伴う切迫感の推移を記している。「（入院初期の症例男性は）病的体験を語る際も，それは単なる病的体験の報告ではなく，切迫した語りとして，つまり語ることによって自己をかろうじて確保するような語りであった。彼は，語りかけることで自己自身を一個の人格として承認するように私に要求しているようであった」（梅末, 2004：〔括弧内：筆者〕）

「外への通路」を確保し日々を繋いでいこうとしていたのではないだろうか。

　当直の夜に偶然にも，妊娠を仲立ちとしない別経路での，「素の時間」でのやりとりが可能であった経験が，「外」と繋がれる安心感となって彼女の中に生まれていたとすれば，それが「妊娠」の必死な訴えの消褪の要因になったのではないかと思われる。

■ 2-1. 「素の時間」／「具の時間」について

　彼女たちとのちょっとしたやりとりの瞬間や，症例・丸田との時間は，病的体験の有無で考えるべきなのだろうか。つまりその間は「病気」なのかそうではないのかという問いに対して。ただしそのあたりを突き詰めるためには「病気」の定義と「健康」の定義が必要となろう[注3]。仮にその瞬間・時間に「異常体験」がなかったとしても，異常体験がなければ病気ではないのか，あるいは健康と言えるのか，簡単には判定できないと思われる。そういう意味合いから「素の時間」と対比させる時間を「病的時間」としてしまうと，「素」は「非・病的」となり，場合によっては「健康的」ということになりうるため具合が悪い。一時的であるにせよ彼女らは自然であり滑らかでありピントは合う。しかしそれは「病的」ではないかどうかとは別の問題と思われる。したがって「素の時間」以外の時間は「病的時間」とは呼ばずにここでは「素」に対する「具」，「具の時間」と仮に呼ぼうとおもう。

　「素の時間」での彼女らの感じ方・動き方を見ていると，「具の時

注3）本論から逸脱するが，この場合の「健康」については，「健康」の定義を述べているWHO憲章「Health is a state of complete physical, mental and social well-being and not merely the absence of disease or infirmity.」も，この場合は無力であろう。さらにはそこに「spiritual およびdynamic」も含めるかどうかの最近のWHO総会における議論も，本稿においてはそれほどの意味は持たない。当然ながら，WHOのICD-10にも「健康」の診断基準などは存在しない。

間」における感覚／運動経路とは別の感覚／運動経路で（切り替わるのではなく重奏することもありながら）顕現しているのではないかと思うほどに，自然で「あたりまえのこと」のようである。決して別人になったような感じを与えるわけではないのだが，一瞬雲間が切れて向こうの風景が流れている（来る），あるいは弱い電波に一瞬チューニングが合い音が流れている（来る）というような印象[注4]を受けるのである。その，自然で少し親密な時間の流れ[注5]はしばらく続き，そしてそのうちに「素の時間」は「具の時間」の向こうにまぎれこみ移っていき，こちらはさっきの手がかりの感触を失い，彼女らは再び廊下を行ったり来たりして独語し出口のない妄想を訴えていく。

　感想としては，その時間は，病者がふっと，料理の作り方，酒の銘柄など自分の中の「知識」を出してくれるときや，昔語りを始めてくれるときが多いように思われる。昔語りはしかし，両極端に別れる。妄想そのものといった来歴を語る場合があるのだが，それとは別に，特にそれが歴史風の物語になっているときは，その場は自然な時間であることが多いように思える。例えば戦時中のことや，発病状況とはあまり関係のない部分を自発的に話しているときである。それは本人の記憶の中で違和感なく「自分の年表」，「自分の文脈」

注4）本稿を推敲中に同僚から，narrative therapyとの関連を教えられ，下地（2000）の論に似た表現があることを指摘された。筆者も読ませて頂き，びっくりすると同時に，心強くもあり，複雑な気持ちにもなった（本稿の発表自体も迷った）。本稿のもととなった報告を研究会で口頭発表したときには，筆者は恥ずかしながら「臨床民俗誌的アプローチ」「物語的アプローチ」といった分野にはほぼ門外漢であったが，今回遅まきながらいくつかの論を読み大いに参考にさせていただいた。narrative therapyとの関連については本稿脚注10に考察した。件の下地（2000）の記述を以下に引用する。「慢性分裂病者の世界と，共世界のあいだに窓がひらき風が流れるそのときを共に分かち合うときがあります。やわらかに，強制感を伴わずに，ゆったりとした〈とき〉のおとずれを待つ，その雰囲気の醸成が治療全体のなかに流れることが前提となります」（下地，2000）
注5）「素の時間」においては，時間としての意味だけでなく，そこで開かれた「場」の空気，雰囲気といった空間的な次元も射程に入れている。

に組み込まれている部分なのかもしれない[注6]。

　そういう「素の時間」でのお互いのやりとりは，診察の際の「治療者—病者」の関係から離れていき，それは少し距離を置きつつも「話し手と聞き手」の関係に単純に還元され，互いの（社会的）役割は極度に薄れていく[注7]。そしてその「語り—語られ」の時間と雰囲気は，話題によって変化はあるものの一般に，柔らかいものとなり漂うように流れ，過ぎて行く。過ぎ去った後，治療者は白衣を着たまま取り残される。

▓ 2-2. それは「治療」と関係するのか

　「素の時間」への視点が直線的に「治療」と結びつくかどうかといえば，それは難しいと思われる。筆者は症例・丸田に，注射準備の合間に「犬とサンドイッチの話」を調子に乗って持ち出した。その後味の悪さはなんともいえないものであった。人事な場所に土足で踏み込んでしまったような（しかも注射器を持って），言外の約束を破って裏切ってしまったような嫌な気分であったし，実際そうであ

注6）入院前後の話に至ると，いたましいことに外傷体験としてしまい込まれていることが多く「年表」上の断絶があるのか，すぐに「素」の感触と雰囲気は壊れていく。その意味では症例は例外かもしれない。

注7）症例の「素の時間」における「話し手—聞き手」への還元は，まさに松本（1987）の記した「治療者の脱コード化」であると思われる。またおそらく「語り—語られ」の時間と雰囲気は，彼の言う「治療者の脱コード化を通して生ずる接線的触れ合い」において開ける「同じ地平にある者同士の相互に生成的となる場」（松本, 1987）に近いものがあったとも思われる。ただし「素の時間」においては，松本（1987）が症例でラカンを引用して考察したように「触れ合いが交叉」するといったことはなく「相互に生成的」（松本, 1987）といった生産性は薄い。「素の時間」は，あるクロノロジカルな時間をおいて去っていき，こちらは取り残される。本稿の症例においても，松本の記した症例A子のように詩作や絵画といった共通のチャンネルを保持したわけではなくこちらは受け身の態勢におかれ，その時間や内容の再現性は極度に薄くほぼ一回性のものであった。その差異は，関わった時間の差や重症度の問題，また治療者としての技量の差に帰するのが妥当であろうが，筆者の感触としては「触れ合い」というよりは，限られたその間だけ同じ座標に立てた，といった印象である。

ろう。彼女がその後も変わらず筆者に接してくれたのは、彼女が寛容な人であったからである。

　せっかくの「素の時間」にこちらから白衣を着て能動的に踏み込むことはおそらく、してはならないと思われる。それを無理に押し広げようとすれば、当然抵抗があり反発があり、病院という枠がある以上逃げられない彼女らは、そのうち抵抗をやめ、それはあるいは望まない入院時の体験と重なり、そこからなすがままになってしまうだろう。そして「素の時間」そのものがなくなってしまうかもしれない。「素の時間」は治療者が一方的に用意し操作するものではない[注8]。

　そうではなく、「素の時間」をちょっと遠くから目にしておくこと（決して覗くのではなく）、あるいは見て見ぬふりをしておくことでも、治療者にある種の安らぎ・余裕[注9]が生まれること、そこから、少しは治療者の側の無力感や〈治療〉の看板の強迫性を薄めることになりはしないか。そしてその程度に留め置くことで「素の時間」を扱うことの侵襲的な面が遠のきはしないだろうか。

　もちろん理想的には、「素の時間」を共有できることが増えていけば、あまり「治療」の看板に左右されない、あるいは「病気」の看板に左右されない、ある種のお互いの通路のようなものができそうに思われる。つまり「面接ごとの話題に早晩苦しむようになり」、「語りつくされた症状を媒介とした」面接が「反復強迫に陥る」場面（松尾, 1987）とは別の経路が、そこで生まれるのではないか。その自然な時間の流れの中で少しのやりとりができれば、病者の中に

注8）「われわれは、つねに冷静であることによって、病者とのあいだにおいて「出会い」や「ひらけ」といった汝志向的な関わりの障害を的確に把握し、かつその「出会い」や「ひらけ」を「熱心に」一方的に押し付けるのではなく、その不可能性を「可能」にする道をさぐっていかねばならない」（松尾, 1987）

注9）再び松本論文において。そこでは、治療者の立場の還元について「治療強迫とでもいうべき桎梏から自由になることでもあって、案外快い体験なのではないか」との記載がある。（松本, 1987）

「具の時間」での体験とはなにか別の体験とその記憶，その時間の流れが，自然な形で少しずつ残っていくことになるのかもしれない。

　しかし，それは壊れやすいものであるからこそ，そういう時間にめぐりあうのは幸運なことであり，それでも少しずつそういった時間が積もっていけば，なにか自然な安心感，少しだけの親密さ，揺らぎにくいおもり（＝錘？お守り？）となってひっそりと機能することになりはしないだろうか，と考えるに留める^{注10)}。恐らくそのためには治療者の余裕と，強迫的ではない環境が必要になると思われる。

注10）病者が来歴を語り，治療者との会話（対等な参加者としての対話）を通じて変化を見せていくパターンを見れば，そこにnarrative therapyとの関連を指摘できるかもしれない。しかし「素の時間」には，narrative therapyが持つ「相手の語りを社会的な文脈へ引き出し現実を再構成していく」といった明確な志向性や主義（マクナミー・ガーゲン，1997）は存在しない。そうではなく本稿は文化精神医学・微小民俗誌的なスタンス（江口，2001）での語りの記録に近いと思っている。筆者がこの文章を記そうとしたのは，症例とのことを中心としたことがらが，統計的根拠を軸にした医学的「治療」の流れの中では掬いとられないという事実に思い至ったためである。データに翻訳不能で伝達可能性の低いことがらが「エビデンス」の集積による精神医学再構成から外れ，治療アルゴリズムのフローチャートから離され，旧道沿いの祠のように埋もれてしまうことを恐れたためである。古い病院で長く勤めている職員なら誰でも知っていること〈勤務時間外の言い伝え〉が，加速度的に目に触れにくくなり，入り込む余地が無くなり，結局なかったことになってしまうのを危惧したのである。（「素の時間」などというものは古参の看護者なら誰でも知っていることなのかもしれない）。そういう意味で，江口（1999）が，他科往診時に聴取した病歴とそれにまつわる語りに対して「聴き取り手の私には，貴重でかけがえのないものを託されたようにも感じられ」「（患者の語った物語が）通常の医療場面で全く扱われず，しかも時間をかけて耳を傾けるという行為が，通常の医療行為の残余としてしか扱われない構造に改めて驚かされることとなった」（括弧内：筆者）と記述した部分に，強い共感を覚える。その上で，しかしそういった語りは，特に分裂病者の場合，常にこちらに開かれ提示されているのではない。語りや手がかりが常に現前していて治療者や聴取者が気づいてくれるのを待っているわけではなく，分裂病者の語りは，突き詰めてはならないようななにかのきっかけでこちらにふと向けられ，（感傷的な言辞を許してもらうなら）少し名残惜しい感触をこちらに残してそのままふと閉じられていくように思われる。そして操作されるべきものでもないのかもしれない。そういった語りが開かれる時間と形式について考察しようとしたのが，本稿の主旨である。

Ⅴ．おわりに ⋯⋯⋯⋯⋯⋯⋯⋯⋯⋯⋯⋯⋯⋯⋯⋯⋯⋯⋯⋯⋯⋯⋯⋯⋯⋯

　症例に戻ってみると，「たまたま」筆者の当直で，「たまたま」筆者
が暇にしていて，「たまたま」怒りちらさない当直婦長がいて，「た
またま」他病棟からの電話がなく，「たまたま」彼女の歌い続ける防
御の鎧がゆるんでいたことが，筆者にとっては幸運だったと思われ
る。また，彼女の風情風貌もあってか「他患への迷惑行為」の名の
もとに保護室に行かされなかったことも，彼女の拒絶が重いものに
ならなかった要因かもしれない。

　彼女の昔語りは，恨み節ではなく，時には生き生きと語りつつ，
そしてある種の諦観に彩られた彼女の歴史だった。根掘り葉掘り聞
き出すようなものではなく，かといって必要以上に重苦しくなるこ
ともなく，ただただじっと耳を傾けさせるようなものがあった。そ
のとき筆者は『治療者』としての役割が極度に薄れ，自分より年上
の，老年期に差しかかりつつある「そのひと」の語りに自然に耳を
傾ける「ひと」に，いつの間にか還元されていた。その時間は，彼
女の「素の時間」であったのかもしれない。そして互いに役割を解
除したままその時間を一緒に，ただし少しの距離を置いて（現実に
は白衣を着てカルテを挟んで）過ごせたことが，「素の時間」を壊さ
ずに少しの間もたせることに繋がったのかもしれない。その時のや
りとりが，「具」に左右されない自然な体験として残ったとすれば，
そして「具」を介さない別経路でのやりとりの安心感を生み，彼女
に安定感として残っていったのであれば，ありがたいと思う。

　彼女の幻聴は頻度は減りこそすれ，消褪したわけではなかった。
退院の目途をつけるのも現実的にはまず無理であった。病状自体の
変化としては，単に過ごしやすくなっただけであろう。

　転勤前に彼女をはじめ，病棟の人々に挨拶をしていった。いろい
ろな反応があったが，彼女は素っ気なく「そうな。どこに行くん」
と言った。大学に戻ることを伝え，体を壊さないように，と皆と同

じように彼女にも伝えた。転勤当日まで，特に目立つ変化はなかった。筆者の転勤が彼女にどういう影響を与えていくのかは分からない。望ましくないことの方が多かったのではないかと思う。そして現在に至っている。なにか劇的なことが彼女のまわりで起こらない限り，おそらく今後も彼女は病院で余生を送っていくことになるだろう。願わくば，彼女が少しでも楽に日々を繋ぐことができるように，そう思えてならない。

　転勤してしばらく経った頃，別の要件で病棟に電話した。その折りに彼女の様子を婦長に尋ねたが「今そこで歌っとります」とのことであった。

　症例および病院の記述にはプライバシー等保護のため変更を加えている。また本稿は2001年6月に神戸でおこなわれた第5回分裂病臨床研究会において発表したものをもとにした。

　発表当日貴重な御意見を賜った先生方にこの場を借りて厚く御礼申し上げます。

【文　　献】

臺　弘 (1979).「履歴現象と機能的切断症状群――精神分裂病の生物学的理解」『精神医学』*21*, 453–463.

梅末正裕 (2004).「ある分裂病者の語りについて――「語られた言葉」と「語る主体」」河本英夫・谷　徹・松尾　正 [編]『他者の現象学Ⅲ――哲学と精神医学の臨界』北斗出版, pp.153–174.

江口重幸 (1999).「病いの経験を聴く――医療人類学の系譜とナラティヴ・アプローチ」小森康永・野口裕二・野村直樹 [編]『ナラティヴ・セラピーの世界』日本評論社, pp.33–54.

江口重幸 (2001).「精神科臨床になぜエスノグラフィーが必要なのか」酒井明夫ほか [編]『文化精神医学序説――病・物語・民族誌』金剛出版, pp.19–43.

下地明友 (2000).「ライフストーリーの生成可能性――江口論文へのコメン

ト」やまだようこ［編］『人生を物語る──生成のライフストーリー』ミネルヴァ書房, pp.73–76.

中井久夫（1984）.「分裂病の慢性化問題と慢性分裂病状態からの離脱可能性」『中井久夫著作集第 1 巻 分裂病』岩崎学術出版社, pp.239–271.

中井久夫（2002）.「医学・精神医学・精神療法は科学か──一見極論にみえる常識論」『こころの科学』*101*, 2–12.

平山正実（1987）.「分裂病の妄想と救済願望」土居健郎［編］『分裂病の精神病理 16』東京大学出版会, pp.219–242.

マクナミー, S.・ガーゲン, K. J. ／野口裕二・野村直樹［訳］（1997）.『ナラティヴ・セラピー──社会構成主義の実践』金剛出版

松尾　正（1987）.『沈黙と自閉──分裂病者の現象学的治療論』海鳴社

松本雅彦（1987）.「「治すこと」と「治ること」と──分裂病治療における「接線的触れ合い」について」土居健郎［編］『分裂病の精神病理 16』東京大学出版会, pp.139–166.

吉松和哉（1978）.「恋愛性転移よりみた分裂病の精神病理──入院治療の落し穴」湯浅修一［編］『分裂病の精神病理 7』東京大学出版会, pp.141–170.

Chapter 3

「素の時間」を考える

三脇康生

Ⅰ. はじめに：「義」に触れるために ……………………………………………

　「義」は，一瞬一瞬に成立する姿勢であって，それを取り出して箇条書きにできるものではない。そうしてしまったときに，これは「義」ではなくなり，押し付けがましい「倫理」となる。「義」が，あたかも確固として存在し，固定的な目的のように掲げられるときには，ある暴力性が突出してしまう。「義」は内省と表裏一体であって，単体で突出したときには，融通のきかない「倫理」になり，最終的に「規則」となってしまうかもしれない。(樽味, 2006：68)

　ここで述べられている樽味伸の臨床の「義」に触れるには，彼が書いている「素の時間」に触れることが一番，具体的な方法となる。

　患者と同じ座標に立てないから生じる「具の時間」ではなく，限られた間だけ患者と同じ座標に立って「素の時間」が発生して，また無くなって，また発生する。そんなことを書いた精神科医がいた。それが樽味である。しかし，ここで述べられている「素」とは何か。ここで考察してみよう。

　樽味は，以下のように書いている。

　「素の時間」での彼女らの感じ方・動き方を見ていると，「具の時間」における感覚／運動経路とは別の感覚／運動経路で（切り替わるのではなく重奏することもありながら）顕現しているのではないかと思うほどに，自然で「あたりまえのこと」のようである。決して別人になったような感じを与えるわけではないのだが，一瞬雲間が切れて向こうの風景が流れている（来る），あるいは弱い電波に一瞬チューニングが合い音が流れている（来る）というような印象を受けるのである。（☞本書, 27-28 頁）

　つまり「素の時間」とは，症状から外れる時間である。症状とは違う，外させるための何かに治療者のチューニングが合い外れるのである。なぜこのような時間が訪れるのだろうか。それは奇跡ではなく，むしろ共に症状を放っておくような準備を行ったからであるのだ。チューニングが合う先が，症状ではないからこそ症状が外れていく。それが，「素の時間」なのである。

　患者と医師が，共に症状を放っておくことの効用については，木村敏が次のように記述している。

　　ただ，病気を放っておくといっても，医者がかかわらずに放っておくということではなくて，あくまで医者と患者の二人が共同して放っておくということです。医者のところにきて，何かしら安心感みたいなものを持って帰るということを繰り返しているうちに，自然に治るのだと思います。（木村 2017：197）

　木村はこの本で，愛煙家の自分が，患者と共に喫煙している内に，症状を放っておくような効果を書き記している。

　このような，症状から外れる時間を得るためには，別の何かに焦点を当てることが必要なのである。それは，症状ではなく患者

その人自身への着目であろう。医療人類学でよくいわれる，疾患
(disease) から病い (illness) への着目点の変化の時間面を樽味は記
述しているといえる。精神科医で医療人類学者のアーサー・クライ
ンマンは次のように書いていた。

> （略）病い (illness) という用語は，疾患 (disease) という用
> 語とは根本的に異なったものを意味している。病いという用
> 語を使用することで，私は，人間に本質的な経験である症状
> や患うこと (suffering) の経験を思いうかべてほしいと考え
> ている。病いという言葉は，病者やその家族メンバーや，あ
> るいはより広い社会的ネットワークの人びとが，どのように
> 症状や能力低下 (disability) を認識し，それとともに生活し，
> それらに反応するのかということを示すものである。（クライ
> ンマン, 1996：4）

　しかし，一体どうすれば疾患 (disease) から病い (illness) への
着目点の変化をもつことができるのかについては，治療者の良心に
かかっているというような言説しか読んだことがない気がする。し
かし樽味の書いた「素の時間」を目指せば，疾患から病いへと着目
点を変えられるように思われる。ただ，その時間は儚く，一瞬で消
える可能性もあることに樽味の敏感さと謙虚さの証左があるのだ。
我々は，疾患から病いへの着目点の変化の不安定性と微かさを樽味
から学ぶことができるのではないだろうか。

Ⅱ. 「素の時間」の実感 ……………………………………………………

▨ 1. 樽味と過ごした「時間」の思い出

　ちょっとした思い出話をしたい。筆者は，個人的に追い込まれた

時に，樽味と共に時間を過ごしたことがある。

　20年前，私の出身地である兵庫県姫路市で開催された多文化間精神医学会の会場は，私が，6年間通った中高一貫校のすぐ近くだった。私はそこで遠方のA県から働きに来た夫婦の苦労を描いた事例発表を行った。そのケースでは妻が精神病状態に一時的に追い込まれそれに加えてさらに子供の養育が厳しい状況に追い込まれていた。筆者は，当時の勤務病院の方針に従い積極的に家族を病院に呼んだ。その中で，家族関係が回復し，精神病状態も回復したという事例であった。少なくとも事例報告ではそのようにまとめたのである。配偶者からさまざまな情報を得ることによって，治療はうまく運んだと筆者は確信していた。しかし，会場から，患者の配偶者（夫）に対する配慮が足りないのではないかという質問が出た。つまり夫は，仕事で忙しいのに，主治医が夫を病院に呼びつける回数が多過ぎはしないかというものだった。

　私は，そうだったのかとその場で凍りついた。もともと家族を病院へどんどん呼ぼうという方針をもった病院での臨床だった。家族療法の病棟への導入の名残も強くあった病院であった。しかし，確かに働く時間と子供を育てる時間を考えれば，病院へ呼び過ぎと指摘されてもしかたがないところもあった。しかも，当時の虐待防止法の施行で，皆の注意が虐待に向けられていたなかで，夫の子どもへの虐待をも疑わせる言葉が患者から発せられていたせいで，患者の夫が虐待をしていないか私も監視をしていたのかもしれない。

　とにもかくにも，家族を呼び過ぎであるという指摘をこの学会で受けて，当時の主治医としても，あるいは当時の病棟のケースカンファレンスの中でも，全く考慮できていなかった治療のポイントを目の当たりにさせられ，ともかく唖然とさせられた。自分の臨床は，このとき指摘されたように「大局に立たない」治療者の不安の現れに過ぎなかったのだろうか。何をしていたのだろう。

　ここで指摘された大局とは，この場合は，虐待を疑いそれを監視する視点だけでなく，病院にも来てくれた子どもの様子を確認し，

夫の疲れを危惧する見地であったのだろう。多文化間精神医学会に属し，疾患から病いへの着目点の変化をあれほど気にしていたにもかかわらず私は，疾患でしか事例を見ていなかったともいえよう。

　「日々のお仕事，お疲れ様です。ご主人にも，さらにご負担をおかけしますが，病院に顔を見せていただけませんか」。最低限はこのように，患者の家族を呼ぶなら警察官が被疑者を呼ぶようにではなく，心をこめて話を聴く必要を指摘されたのだともいえる。あるいは家族を呼ぶ回数は治療者側の安心にのみ用いられていたという指摘だったともいえる。

　この点について指摘をしたのは，医療人類学とナラティブを重視した研究で有名な医師であった。この患者は，A県出身であり入院病院のあるB県の労働観，夫婦感などとは文化が大きく異なっているのだから，いくらでも聞くことはあり文化の違いに基づく心理療法的マネジメントを行うには格好の事例であったのだ。ところが学会で出たコメントでは，前述のように患者は寛解したとはいえ，この関わりの『硬さ』はなんだという質問を受けてしまったということになる。県の文化差に基づいて支援をするという多文化精神医学会にいかにもぴったりの事例研究を発表できて，役目を果たせたという安堵感が崩れ去った。

　発表の後，私は学会会場の前を通り過ぎる自分の出身中学高校の後輩の姿を，見晴らしの効く控え室の窓から呆然と見ていた。まさかこんなことになるとは，というのがそのときの実感であった。一人前の医者になり，自分の思春期を過去のものとして眺めるという自分の物語が崩壊した。医者になって自分は何をしていたのだろうか，という思いしか湧いてこなかった。疾患から病いへの着目点の変化を，この事例で自分は完全に用意していたという自信は，虚しくも崩れ去った。疾患から病いへの着目点の変化というのも，単に暗記事項であったのかという激しい自己嫌悪に陥った。自分の出身校に通う後輩の制服姿を前に，子どものときの自分を見るような気がして，あの頃から何ができるようになったのだろうかと自問せざ

るをえなかった。

　その後，懇親会で，迷惑もかえりみず，私は学会に参加していた精神科医の樽味に，このことを話していた。中学高校時代から大学生になるあたりのことと，学会で発表した事例が完全に混在し，私の話はあちこちに行った。「医者になってよかったんでしょうかね」とまで私は言った記憶がある。私が，自分の昔の制服姿の後輩たちのそばで，師匠ともいうべき先輩精神科医から，事例について根本的な批判を受けて動揺しているという事態の枠は抑えつつ，その時，静かに樽味は，私の話を聞き続けていた。

　その頃の私は，「素の時間」についての樽味の論文を読んでいたはずだがひたすらポカンとしていた。自分のことで精いっぱいだった。しかし，この論文をめぐる他の論考と比較して読んだ今なら，あの時，何が私を実感したのかよくわかる気がする。とにもかくにも，くどくどと嘆いていた私は，打ち上げの席で，樽味とともに魚を分けて食べた。

　あの時に「素の時間」の片鱗を感じたような気がする。ただその時に，一番に感じたのは，樽味の沈黙の力だった。何よりも，静かに傾聴する樽味には，大きく私の話に同意することはなく，しかし空振り感がない聞きぶりで，二人の間の沈黙が有効に機能している感じがした。しかも突き放されているような冷たさのない沈黙であった。その時の打ち上げの現場で，この樽味の空振り感のなさには，樽味の九州大学の先輩に当たる医師，松尾正の仕事を参照しているのだろうという勘が働いた。しかし，そのときの私は混乱していて，そのことを樽味に確かめる余裕はなかった。

▨ 2.『沈黙と自閉』を足がかりに樽味との思い出を振り返る

　今さらではあるが，当時の私の感じたことにぴったりの松尾正の表現を，松尾の『沈黙と自閉』（松尾，1987）から引いてみる。「精神病者の傍で，治療者が何も語らず，静かに沈黙して過ごす」という

G. シュヴィングの『精神病者の魂への道』での治療が統合失調症には有効であるとされたが，シュヴィングによって与えられたその理由は精神分析的な説明によるもので，精神分析を統合失調症者に治療対象を広げるとき，この沈黙を現象学的な意味でとらえる必要があると松尾は書いている。ただ横に座ることが功を奏した事例を松尾は描いている。

> 私は彼の傍にいて「非対象化的無関心的沈黙」をつづけ，彼の自発的自己表出の発言を待つようになった。そのうち私は，そのようにして漠然とふたりで居る場所自体を，いろいろと変えてみることにした。私は，ベッドから廊下，廊下から中庭へと，ふたりの "沈黙" の場所を移していった。そして次第に，そこにはそのような "沈黙" の "媒体" として，「食べ物を食べる行為」が存在するようになった。その食べ物は，ふたりでいる "沈黙" をそのまま別の場所に移していく際，大きな保護的機能を果たしていた。私と彼とは，いろいろな場所で同じものを食べながら，緘黙の時間を過ごすことになった。(松尾, 1987：30-31)

　まさに，押し付けがましさのない「非対象化的無関心的沈黙」の元で，食べ物を樽味と食べながら話すことの意味が，松尾によってすでに描かれているのがわかる。
　確かに，樽味の沈黙は押し付けがましくなかった。

> "沈黙" の中で私は彼を何かから "保護" しているように感じ，そのような保護的な "沈黙" を積極的に守ってやろうと言う気持ちになった。"沈黙" はそのようにして「非拒絶的沈黙」から，「保護的沈黙」へと変化していった。そのうち次第に，彼は自発的自己表出が可能となり，紙に字を書いて意思表示をするようになった。(松尾, 1987：31)

　樽味の沈黙は確かに上記のような保護的沈黙であると感じられた。

　この本で扱われている事例の次の段階を、松尾は次のように書いている。

　　　そして次第に、私は彼との関係で、"ぞんざい"に振る舞うことが許されるようになった。その"ぞんざいさ"、"なれなれしさ"とは、私と彼とのあいだにおける、治療者・患者としての意図性が極度に消失した雰囲気、気分であった。私は、友人のように彼と気楽に接するその関係が自分自身でも快く感じられ、彼が訴えてくるようになった種々の病的体験は、ほうっておいた。私と彼は、たわむれのように"あそぶ"だけとなった。そしてその私と彼とのあいだだけの"あそぶ"という関係は、次第に看護者や他の患者とのあいだにも拡がっていき、そのうち彼は自由に病棟内で動きまわれるようになった。(松尾, 1987：31-32)

　このまま「あそび」の雰囲気が保たれたまま、閉鎖病棟、開放病棟、病棟外へと周囲空間は拡がっていき、寛解退院するという事例を松尾は挙げている。この際、「非対象化的無関心的沈黙」が重要な治療契機になったことを松尾は書いている（松尾, 1987：339）。

　　　すなわち、本書でとりあげようとする"沈黙"とは、分裂病者の「非建設的」で「不毛」な"沈黙"に対して「治療者自身の内的過程を言語化」などせずに、治療者もその「不毛」な"沈黙"に身をまかせ、「我関せず」と同時に「我を忘れ」、ただ病者とともに居るという状況なのである。(松尾, 1987：36)

　筆者は、樽味と沈黙を共有しつつ話をすることで、確かにぞんざいになれた。

　有名な治療者のセシュエー，ボス，バリントがこのような「非対象化的無関心的沈黙」を治療契機としたのかどうかは，不明であると松尾はしているが，分裂病者は，絶えず分裂病者になり続けているなら，治療者の感じる分裂病独特のプレコックス感[1] を，逆に患者も感じているはずである。だからこそ，治療者が病者を他者として「汝」として志向的に構成するのを一時的にしろ止めることの重要性を松尾は挙げている。

　　われわれにとって，病者を他者として構成するかぎりにおいては，そのような一方性は必然的な事態となる。しかし，具体的にわれわれの前に存在する病者は，当然そのようにして構成されたわれわれにとって，期待される汝としての他者に適合することはありえず，われわれの意識の中に形容しがたい"差異感"が生ずることになる。(松尾, 1987：60)

これを病者の側でも，感じている。

　　われわれが，われわれの「生活世界」に依拠しつつ，その病者に"関心"を向け，その病者を他者志向的に構成し続けているかぎり，そこにそのような差異感としての"空振り感"のみが積み重ねられていく。そして結局，病者とのあいだに，「存在論的断絶」としての分裂病的事態がますます深められていくのである。(松尾, 1987：60)

　「非対称化的無関心的沈黙」によって，病者を他者として対象化し，関心を向けることをやめている。病者をよく深く知りたいという関心は，一時的にしろ中止されている。

---

1) 面接者の感じる特異な感覚のこと。

　すなわち，われわれは，それまで病者に向けられていたわれ
われの「生活世界」を基盤にした他者志向的な意識の遂行
を，この沈黙によって一時的にさし控える（エポケーする）
ことになるのであり，それによって，当然そこに存在してい
た差異感としての"空振り感"も消失することになる。（松尾，
1987：61）

　そのときの樽味には，私のことを知りたいという関心は一時停止
されていた。それよりも，前述したような空振り感のない聞きぶり
がたいへん印象に残った。おそらく，樽味は松尾から，この空振り
感へ注視することを学んだはずである。私は，「非対象化的無関心
的沈黙」が，樽味の臨床のベースにあるのだとこのような松尾の記
述から確信できる。しかし，繰り返すが，当時は樽味に松尾のこと
を聞きただす余裕は私にはなかった。そのときの私は，もっともっ
と切羽詰まっていた。

▓ 3.「素の時間」に触れて

　樽味が描き，また実践していた「素の時間」，それは，患者を症状
から外れさせる準備のような時間ではないだろうか。樽味に話を聞
いてもらうと，このような追い込まれた自分も，自分の一部にしか
過ぎなくなっていく。次第に私は，そのとき陥っていた神経症的な
状態からつまり反復強迫から外れていった。そこから外れる余地を，
樽味は与えてくれた。
　この時，重要なのは，枠をつかんでもらえているという安心感で
ある。枠があること。その条件があればこそ，いくらでも，動揺し
て，前後脈絡がめちゃくちゃな話が展開できるのである。そして，
やがて私自身の整理が始まった。枠をつかんでいてくれていた樽味
のおかげで，それが可能となる。枠をつかんでくれていることによ
って文脈は交錯したとしても切り替えられるのだ。私が神経症的な

状態となっている理由はとりあえず，脇に置いておいて，それから外れて樽味は魚を共食する時間をとってくれていた。

　ここに，「素の時間」が発生していたのかもしれない。「素の時間」は慢性期の患者とのやりとりの内で生じるものであるが，樽味の臨床のベースにあるものと考えてよい。そのおかげで，反復強迫から，外れることが可能になったのだろう。ここに，病と違う健全である他者の部分を待つための沈黙の力を感じる。治療者が「具」に振り回されない結果，生じるのが「素」である。そしてそれは，反復強迫を封印するための「具の時間」ではなく，「素の時間」としかいえない時間を私にもたらしていた。

　樽味は，別の論文で，神経症の患者との面接について以下のように述べている。

　　彼らとの治療時間は，多くは彼らの物語の補修作業であり，時には施術者との共同作業であるものの，しかし多くの場合，既述したように主導権は受療者の側にある。その〈共犯の時間〉は，施術者にとって時には気楽な（創作の）時間であり得るが，時にはその物語の展開方向によっては，大きな消耗と逡巡を施術者に与える時間となる。
　　もしもそこに施術者として，本来の意味で治療的なものを織り込もうとするならば，おそらく我々がするべきことは，例えば「心の傷そのものを浮かび上がらせて客観的に実施し，心のケアの専門家として早急に対応する」というような「公式」の方向性とは，しばしば逆行せねばならないのではないか。すなわち我々は，もしも本来的な意味で「治療」を志向するのであれば，受療者がしばしば一方向に削り込みとがらせ純化した"逸脱"を巡る〈物語〉を，いかに耕しなおし，個別性を取り戻させ，雑多で異種混淆な物語にして，野に返すことができるか，という方向性こそを基盤にするべきではないだろうか。そして「共犯者」の影は，結果ではなく過程

に，内容（contents）ではなく彼らの〈物語〉の文脈（context）
に，少しだけ織り込まれることになるのである。（樽味, 2006：
121-122)

　追い込まれた自分も自分の一つの〈物語〉に過ぎない。追い込ま
れた私の中にも「素」の部分がある。それでよい。このように樽味
は，私の話の文脈にしっかりと織り込まれてくれたのかもしれない。
「〈物語〉を扱うときの「共犯の自覚」は，少なくとも「客観性の盲
信」よりも，おそらく本来の意味で治療的ではないかと思われる」
（樽味, 2006：122）という見地を樽味から筆者は逆に受け取ってい
たのだろう。そうであるがゆえに，安心して物語の文脈が切り替わ
っていったのだろう。全くの偶然ではあるが治療者となってくれた
樽味の前で話し続けていたことから，筆者は樽味の「共犯の自覚」
に支えられていたことに気づかされる。
　しかしこれでは，「素」の説明が空間的であるかもしれない。もっ
と時間論の文脈で論じたい。そうすると，どうしても統合失調症の
慢性期の患者への関わり合いが，議題に上ることになる。ともにす
る時間の長さが圧倒的に，慢性期の患者の方が長いからである。そ
こでこそ，疾患から病いへの着目点の変化の時間的な面を，明確に
樽味から学べるからである。

Ⅲ．「素の時間」を分節する

　日本の精神医療は，精神科病院をつくらずに，私宅監置を認めて
きた過去がある。なぜだろうか。おそらく，日本近代化の中で，経
済的な重点を，感染症対策においたからであろう。当時精神科の患
者の治療に，国を挙げて取り組む意欲はなかったのだろう。あるい
は，キリスト教のもとで，精神疾患が神の似姿に作られた人間に存
在してしまえば，神の唯一絶対性が侵されることになるのかもしれ

ないから，その治療は，強迫的な必要性を帯びた可能性がある。しかし，日本では，そのような神の正しさを証明する必要はなかったのかもしれない。いずれにしろ，精神疾患の患者は，都市ではともかく，田舎では病院には収容されず，私宅に監置されたといってよいだろう。

　それが，おそらくライシャワー事件[2] 以降，地方の私立病院が数多く建設され，経済的措置としての措置入院が行われた。つまり，自傷他害の恐れがなくとも，収容することが先行したといえる。このような状況の中で，多くの患者が収容されて行く。収容されたままの病院では，自然と暴力的な環境が生まれる。患者が，自らの処遇に異議申し立てをすることすらできなかったのだから，それは当然である。そのうち，宇都宮病院事件[3] が発生する。このような犠牲のもとに，精神医療審査会[4] が誕生したのである。病院をつくらなかった日本は，病院大国へと変化していた。ここで多くの慢性期の患者がつくられたのだ。

　しかし，一方では，日本では3ヶ月以内の退院を目指した急性期治療が当然のごとく目指される基準となっている。また，理由は不明だが（第三者の審級の弱体化が疑われてはいる）典型的な統合失調症も少なくなっている。このような状況の中で，樽味の「慢性期の病者の「素の時間」」を読む意味はどこにあるだろうか。もう日本は，慢性期の患者を死亡退院[5] へと捨て去り，今後の新しい精神科医療の誕生を待っているのだから，いまさらこんな論文を読んでも無意味だと言われるかもしれない。急性期治療に乗り遅れた患者は，

2）1964 年，当時の駐日アメリカ大使ライシャワーが，統合失調症患者にナイフで刺され重傷を負った事件。
3）1983 年，報徳会宇都宮病院において，看護職員らが入院患者 2 名を暴行し，当該患者 2 名が死亡した事件。
4）精神障害者の人権に配慮しつつ，その適正な医療及び保護を確保するため，精神科病院に入院している精神障害者の処遇等について専門的かつ独立的に審査を行うため，精神保健福祉法に基づき設置された機関。
5）入院患者が死亡して退院すること。

もう病院で死を待つしかない。そんな死の欲動が精神科医である私を襲いもする中で，この論文を読む意味があるのか。正当化するのは難しくさえ思える。

　もう耳も目も蓋をして，転勤まで墓守のような仕事としてやり過ごした方が，よいのではないかとさえ思えてくる。しかし，このような末期的な状態ともいえる患者をどうするのか。このことを考えるためには患者ではなく，治療者の意識レベルの改革にすら取り組むことが必要になるだろう。このままやり過ごしてしまえば，とうとう，日本では，反省されることのなかった戦争体験と同じ状況が繰り返されてしまうことが危惧されるような状況であることを忘れてはならないだろう。今の慢性期の精神科の患者をどのようにするかを忘れるために，新規の治療法や治療体制の洗練に終始することはたやすい。それは，経済原理にも適っている。しかし樽味は，このような日本の歴史の中に踏みとどまり，それに抵抗する姿勢を示し続けてきたといえるだろう。これを読み解かないでは，新規の方法や体制が日本に根づいたとしても，それに合わない患者は，やはり慢性期へと排除されて終わるのである。だからこそ，新規の治療法や治療体制を言い訳にして過去を忘れようとするこの日本の状況においてこの樽味の文章を読んでみる必要性が出てくる。慢性期へと遺棄された患者に葛藤を抱いてしまう自分を再確認しながらも，樽味の文章を読む必要が出てくる。観光化した精神医療の隙間に謙虚に「素の時間」をみつけることで満足するのではなく，まだまだ患者との関係の根底に「素の時間」を置いてみるのだ。すると，次のようなことがわかってくる。

　ここで，次の二つのポイントに着目したい。「1. 樽味の言葉のやり取りの周りにある環境作り」と「2. 樽味自身の言葉のやり取り自体にある工夫」の2点である。

▓ 1. 樽味の言葉のやり取りの周りにある環境作り

　1について，まず述べよう。樽味は，素の時間が生じる前に，診察を行う環境に大きな注意を払っている。脱水中にフタが開き洗濯機から洗濯物が噴出した，面談中に立ち上がった医師の白衣がイスに引っかかって破れた，カルテ記載中にボールペンのバネが飛び出た，等々のようなハプニングがあることが好ましいと書いている（樽味，2006：23：本書 14 頁）。これは診察室を平らな平面とせず，起伏のある山道として置き直すということである。言い換えれば平らでなく，小さな出来事の起伏の中に診察室を置き直すのである。さまざまな出来事と診察をほとんど等価においてしまうのである。

　日本において，このような感受性を敏感にみせていた精神科医は中井久夫であろう。

　　　私は治療環境の研究者でも専門家でもないが，実験がそうそうできない「治療環境」というものに臨床精神科医として長年かかってきた経験から多少述べておきたいことがある。(略)私は，日本語の用法に忠実に，自然環境を含む「ノン・ヒューマン治療環境」を軸に据えて，治療的人間環境は，それに関連つけて考えることにし，読者にもそうしていただくことを期待する。(中井, 1997：138–139)

　このように書く中井久夫は，物質的な環境のあり方に着眼している。外来に関して，中井久夫は，待合室の重要性を指摘する。少なくとも待合室では，緊張がほぐれ，脈拍が下がるようにしたい。また，待合室で，椅子は画一的ではなく，同じ方向を向いて椅子が並ぶ部分と共に，壁が少し凹んだ部分があってそこの椅子にごく少人数が目立たずにいることができるようにしてあるのが望ましい，としている。待つ人が晒されないようにするための注意である。面接室の大きさは，さまざまな大きさをもったものを維持した方がよい。

また椅子は，医師も患者も同じ椅子を使う方がよい。病棟は，精神科の場合は，他の科と違い，患者が常に寝ているわけではないという観点も重要である。患者と家族が入院初日中に病棟にはいり，短時間でなじめるようなレイアウトが望ましい。

　病棟全体としては通風，採光，色彩管理が重要である。精神科独特の匂いへの対策のためにも，通風は有効である。夜に眠りやすくなるような，光の加減も要求される。このような細かな点への配慮は，薬の量にも影響を与えるのである。さらに患者のアメニティだけでなく，職員のアメニティにも注意が必要で，例えば，看護部長には，個室が要るとしている。中井の環境論が，あえてノンヒューマン環境論とされているのは，これが達成されて，次にいよいよヒューマンな環境論が議論されるからである。富士山に登るのに，五合目までノンヒューマンな環境で登り，薬物療法で八合目まで登り，精神療法をその上で行えば，有効な治療が平均的な精神科医でもできるはずだと中井は書いている（中井，1997：140）。

　樽味は，中井のこのような環境論と同じことを述べているようにも思われる。実際，中井の提言によって，日本中の病棟も，変化した可能性はある。しかし，もしも，中井のいうような工夫がなされていなくとも，不完全でも，悪い環境でも，なんとか平板すぎる道に味のある起伏を見つけようとする，そのような強靭な主張を行っているのが樽味であるとも思われる。普段の何気ない出来事を，心に止めることで，環境的に問題があろうと，それを乗り越える勢いが樽味にはある。診察を普段の環境調節と同じ次元に着地させようとするのが，樽味の徹底した心構えであるとも取れるのだ。

　平均的な精神科医なら，ノンヒューマンな環境論とヒューマンな環境論は分けられることになるが，樽味の力量ぐらいになると分けられていないのだろう。ここで参照されるべきは，ハロルド・F・サールズのノンヒューマン環境論である。患者がノンヒューマンな環境に依存しているのは，退行しているからである。しかしそこにチャンスがある。

　もちろん，退行だけが，長い目で見たとき，感情的に成熟するという好結果をもたらすのではない，ということは明らかである。どんな患者でも，退行状態になり得る。しかし，そこから抜け出し，引き続き健康状態へいたることのない患者もたくさんいる。しばしば，人は退行状態に固着してしまう。不幸にも，精神病院にいる者のかなりの部分が，まさにその状態のまま，残りの人生を費やしてしまう。しかし，そうした患者も，もし，退行に潜在している積極的な側面に着目し，それに働きかけるような，行き届いた精神療法や病棟看護を受けることができるならば，回復に向かう機会も相当にあるだろう。(サールズ, 1988：250)

　もし，私の信じている通りだとしたら，患者がノンヒューマンな対象──新しい物にしろ自宅から持ってきた物にしろ──と関係をもち得るかどうかに注意を払うことは，我々にとっても重要なこととなろう。(略) このような対象を適切な時期に提示することは，患者の自己感覚の発達を助けるが，一方，逆にあまりに早く患者をそのような対象にさらすことは愚かなことであり，患者がすでに成し終えている自我構築を駄目にしてしまうだろう。私は患者のノンヒューマンな環境を操作することだけを言っているのではない。何よりもまず，病気がひどくなる時にしろ軽快する時にしろ，患者がどのようにノンヒューマンな環境に対して振舞うかを詳細に見極めることによって，われわれは臨床上も理論上も価値の高い情報をたくさん手に入れることができるのである。(サールズ, 1988：400-401)

　我々はどうすればよいのか。少なくとも，中井やサールズの主張を理解した上で，環境改善を叫ぶことはできる。それでも不完全な環境整備の中で，治療を行わざるを得ないことがよくある以上，そ

のようなよくない環境の中でも樽味の「素の時間」への配慮として
の環境論を治療者は思い起こすことができるだろう。おそらく，松
尾の「非対称化的無関心的沈黙」をモットーとした樽味の環境論は，
静かであり，微細である。それがゆえに，樽味のような感性は，病
棟の微細な歴史を感じざるを得ない。それは空間に時間を開く。そ
れは微細な時間感覚に満ちている。

■ 2. 樽味自身の言葉のやり取り自体にある工夫

　妄想を抱いた患者が，樽味の同僚が，夜部屋を訪れて，性的な交
渉を求めてきたかのように言う。樽味は〈あらま〉とまず，返して
いる（☞本書，20頁）。普通の感性なら〈あらま〉という代わりに，
「いい加減にしてください」と言うはずである。〈あらま〉という，
慢性期の患者の治療の希望のなさに対する自らの外しが，ここに生
きている。樽味の言葉には，日本の精神医療が抱えてきた，絶望へ
の「外し」が機能しているのだ。それを機能させ続けなければなら
ない。
　だからこそ，さらに発生した「素の時間」がまた消えて，今度も
生じてくるのには次のような点が重要であろう。その患者に対して，
〈俺の子じゃないけど，大事にね〉と樽味は言うようになる（☞本
書，24頁）。もしも，普通の感性しかなければ，変わりもしない妄想
にして「俺の子じゃない，いい加減にして下さい」と言ってしまう
だろう。あるいはそんな態度を取ってしまう。
　一度「いい加減にしろ」と言うと，いったん，発生していたとし
ても「素の時間」はまた消えてしまう。もちろん「素の時間」があ
ったからといって，奇跡が起こるわけではない。樽味は以下のよう
に書く。

　　彼女の幻聴は頻度は減りこそすれ，消褪したわけではなかっ
　　た。退院の目途をつけるのも現実的にはまず無理であった。

　　病状自体の変化としては，単に過ごしやすくなっただけであ
　　ろう。(☞本書，32頁)

　過ごしやすくなるとは，妄想がなくなるのではなく，脇におくと
いうことである。脇におくことができれば，それと共存できる。脇
におくことで，外すことができる。樽味は，そのことを言っている
のだ。
　自我遺漏感に疲弊する慢性の事例でも，簡単に症状を収めること
はできない。だからこそ疾患から病いへの着目点の変化こそが必要
になってくる。例えば，患者に「気流が漏れている」と相談される
ことが私にはある。患者は，一旦，死んでから直そうと言い出す。
その人はさらに噂話がされているように思えるが，自分の秘密が漏
れているのではないかと何回も聞いてくる。幻覚や妄想に苦しむ患
者から，そこから逃れるためには一回死んで生まれ変わってくる必
要があるのではないかと問われることがある。

　　体の中を気流が発している。それが辛くてたまらない。移動
　　します。今日は背中です。これは，自分が一回死んで，生ま
　　れ直したら消えるかと思うが，どうでしょうか。

　この患者は，能動的に，根本的に症状を直し切ろうとして一向に
治らない体感幻覚に苦しんできたのだ。その時，主治医が根本的に
直そうと患者と治療同盟を組むのは，統合失調症の治療においては
危険である。往々にして，死んでから直そうとして，実際に，患者
は死んでしまうことがあるからだ。
　一からやり直そうということは，死んでから生まれ変わるという
ことを前提とし，一度死んでみて，症状を消そうとするということ
である。しかし，その後，生まれ変わるかなどわからないし，死ん
だら自分の症状といえるかもわからない。
　しかし患者にはそのようなことは一切伝えず，医者としては「気

流は，放っておきましょう」と伝える。「放っておいて，好きなラジオを聴いたり外出したりしましょう，なるべく好きなことをしましょう」と伝える。このようなことが患者に伝わるためには，樽味のように「素の時間」を何度も重ねていくしかないのだろう。放っておけと主治医の私に言われても，簡単に「わかりました」とはならないのが，このような症状の難しさなのである。だからこそ「素の時間」という概念を発明する必要があったのだ。

　この時，「非対称化的無関心的沈黙」という，おそらく松尾から樽味に伝わった概念が，この死亡退院を待つかのような病棟にも，別の時間を作り出し，時間を活かしてくるはずである。あるいは，以下のように松尾が書いた「沈黙・Ⅱ」の時間が「素の時間」と同質のものであるのは確実であることを頼りに我々医療者は面接を繰り返して行くことができるだろう。松尾は次のように書いた。

　　「私は私自身にのみ関わり，彼は彼自身のみに関わりながら，ふたりが一緒にいる」という沈黙が，それまでの緊張感の強い沈黙の中に生起しだしたのであった。緊張感の強い沈黙とは，互いに話をしないで，言葉を交わさない状況ではあっても，未だ私の意識は彼に主題的に関心を注ぎ，彼を対象として志向しつづけていることになり，おそらく彼においても，沈黙する私に対して私同様の強い関心を向けており，その両者のあいだに次第に対他（者）的緊張感が増しているものと思われた。ここでは，そのような緊張感あふれた沈黙を便宜上「沈黙・Ⅰ」と名づけることにする。さらに本来目指すべき沈黙——互いに自分自身にのみ関わりながら，かつ共にいるという沈黙——を，「沈黙・Ⅱ」と名づけることにする。（松尾，1987：87）

　後は，「素の時間」がどれほど儚いものであるかよくわかって大切にすることだ。そしてその時間は，疾患から病いへの着目点が変わ

る際の時間的側面なのである。樽味の医療人類学への大きな興味の
持続はここから発生している。我々はこれでようやく疾患から病い
への着目点の変化の時間的特質を知ることができたのだ。

【文　　献】

木村　敏（2017）．『臨床哲学の知——臨床としての精神病理学のために』言
　　視舎
クラインマン，A.／江口重幸・五木田紳・上野豪志［訳］（1996）．『病いの
　　語り——慢性の病いをめぐる臨床人類学』誠信書房
サールズ，H. F.／殿村忠彦・笠原　嘉［訳］（1988）．『ノンヒューマン環境
　　論——分裂病者の場合』みすず書房
樽味　伸（2006）．『臨床の記述と「義」——樽味伸論文集』星和書店
中井久夫（1997）．『アリアドネからの糸』みすず書房
松尾　正（1987）．『沈黙と自閉——分裂病者の現象学的治療論』海鳴社

■ 補論：安永浩の「置き去り効果」

　樽味とは逆に，患者の幻覚妄想に照準を当てて，空間的記述を行う名手である精神科医は安永浩である。しかし，安永の描く明快な空間理論を患者に理解させていくような，患者の理性を信用した安永の方法の前提条件にこそ，まさに樽味の「素の時間」がなっているのではないかと考えられる。

　統合失調症の真正妄想について患者のもつ心的距離（間合い）の感じとしてのファントム理論を作った精神科医の安永浩（宮本忠雄編『分裂病の精神病理2』東京大学出版　所収）の記述をあげてみたい。

　　　健康な場合でも主体の「仮説体系」が現実にうまく合わない，という事態はたえず起こっている。主体はさまざまな『仮説』を動員，工夫してそれを合わせるように努力するが，そのそれぞれが，常に一つの予想であり，つまり通常の意味でも仮説に過ぎない，という構造は終始保たれている。（安永, 1974：312-313）

　安永は上記のように述べながら，健康な人でも，起こりうる統合失調症的な経験において，患者の経験が，空間的には，自他の区別がつかなくなり常に自他の中間であり，あらゆるものは自分の一部のようであり他人のようでもあることを記述している。「実際，声の主が他人か自分か，ということは，しばしば患者自身にとってもはっきりせず，「どちらとも思える」といった中間状態がある」（安永, 1974：297）。

　また時間性において，予定性と事後性という二つの事態があるとして「「合わせるべき両者」は同じ水準の上にあり，それゆえこれを比較，修正してゆくことは原則として常に可能なのである」という（安永, 1974：313）。しかし統合失調症の患者について安永は以

下のように書く。

> 時間性において，「合わせるべき両者」が時間性の軸の上でず
> れてしまっている。これは前者と逆に，原則として合わせよ
> うがないのである。主体はいわば事態に「出しぬかれて」い
> る。(安永, 1974：313)

　そして「「思ったよりもさきだった＝既にそうだったのだ」という
形で現れる」(安永, 1974：201) としている。

　しかし，このような空間的には過剰に同一化され時間的には出し
ぬかれてしまっている患者への精神療法的接近は，無意味ではない
と書く。次の言葉は精神科医に頼りにされるべき言葉の一つである。
それは次のような調子で書かれており，これが私にとっては重要な
指針となってきたのだが，次の引用で引かれる 3 番目の中道的なも
のに注目して以下を読んで欲しい。(ちなみに以下の (a) は「具の
時間」への対応であり，(b) にはChapter 1で書いた一喝療法があ
てはまるだろう。)

　(a)「宥和」的なもの。患者の陥っている矛盾的な状態をのみ
こんだ上で，ともかくも不安や恐怖をやわらげ，「途方にくれ
た」状況に対して適切な指示を与えてゆくもの。
　(b)「奇策」的なもの。症状はそれ自体甚だ矛盾的な要素を含
むし，その中にいわば患者の「甘さ」や「わるのり」，その他
神経症的はまりこみも混入してきても不思議ではない。これ
に対しては正攻法的な方法だけでは不十分なので，ときにかな
り強引，演技的なやり方も必要な場合があるであろう。究
極的に患者をリードしおおせる成算がある限り，逆説的に患
者の不安をいったん刺激するような方法もあり得ることにな
る。
　(c) 中道的なもの。理論による事態構造の理解を，究極的に

は患者自身の本来の理性に訴えて患者自身にのみこませ,「真実」に忠実な対処態度をとらせるようにしむける, そのための表現の工夫。(安永, 1974：314)

樽味の「素の時間」の事例でいえば, 空間的対象論としては, 自我遺漏感ともいうべき感覚に基づいて, 自分か他者か分からないままに自分の子が作られてしまうように思えているのだ。時間感覚としては, 出しぬかれて置き去られて医者の子供を身ごもってしまったのだろう。

安永によれば, 患者の理性に, この経験を理解させるのである。もっとも患者はそのことが嫌になりどなることもあり, 最悪の場合, 死ぬこともあるが, 案外すんなり, 事態を理解することもある。

その時, 中道的な精神療法が, 自分でできているのか, 自分でもさほど自信はないが, できることがある。つまり空間で同一化, 時間でずれがあることを, 患者と一緒に経験して驚いて納得することがある。

つまり,〈俺の子じゃない〉と空間的同一化を拒絶して言いながら,〈けど大事にね〉と時間のずれを労うことを試みて樽味が〈俺の子じゃないけど, 大事にね〉と言う時,「素の時間」と共に症状から外れるという形で, 安永の書いたように理性に訴えかけて理解されることがあり得るということなのだ。これは厳密には, 安永の考えたような理解とは異なるかもしれないが, 患者の理解とは結局は, 症状から外れることをもって, 理解したと意味すると考えるべきだろう。

症状とは別のものにチューニングを合わせることで,「素の時間」が複数回発生することによって, 安永の書くような中道性の治療が, 始まっていくのではないだろうか。逆にいえば,「素の時間」がなければ, 安永のいうようなとくに (c) の精神療法は始まらないともいえるのである。安永の空間には, 樽味の時間がもっとも必要とされているのである。

【文　　献】

安永　浩（1974）.「分裂病症状機構に関する一仮説（その二）――「置き去り」効果について」宮本忠雄［編］『分裂病の精神病理 2』東京大学出版, pp.275–316.

Chapter 4

緩和医療における時間 *

岸本寛史

Ⅰ．時間の変容 ···

　時間は物語の重要な要素の一つである。リタ・シャロンのナラティブの定義（「ナラティブとは，語り手，聞き手，時間経過，プロットと目的からなるものである」）にも時間が含まれている。本章では時間に焦点を当てることにする。

　筆者がまだ医師になりたての頃の話である。病勢のコントロールがつかなくなってきた白血病の患者さんに，私はつい「何かやりたいことがあれば今のうちに準備をしておいた方が……」と漏らしてしまった。30 代の彼女は白血病の治療を受けておられたが，抗がん剤の効果は不十分で，入院も 1 年近くになり，退院の見通しは立っていなかった。彼女にはご主人と小学生の子どもさんがおられたが，病状は徐々に悪化しており，厳しい状況になりつつあった。それで私は，今のうちに何かやりたいことがあればしておいてほしいと思い，会話の流れの中で，上記の言葉が口をついたのだ。その言葉に彼女の表情は固まり，しばらく沈黙が続いた。そして静かに「準備

＊ 本章は岸本寛史『緩和ケアという物語──正しい説明という暴力』（創元社, 2015 年）に収録された「緩和医療における時間」（pp.169–182）を本書編纂に際して一部 改変のうえ転載させていただいたものである。

って，何をすればいいんですか」と問い返された。その問いに私は何も答えられなかった。

　そういえば，彼女は，「朝目が覚めると，今日も命があることに感謝して，一日を精いっぱい過ごそうという思いになります。毎日がその繰り返しです」と言っていたことがあった。今振り返って考えると，彼女は，一日一日を，かけがえのない瞬間の反復として体験していたのではないかと思い当たる。当時の私は素朴に，誰もが，過去から現在を経過して未来へと直線的に流れるような時間を生きていると考えていた。しかし，彼女が体験していた時間は，時計が一定の速度で時を刻みながら過去，現在，未来へとつながるような時間ではなかったのではないか。だからこそ，そこに突然「未来」を持ち込もうとした私の言葉に，彼女はひどく混乱したのだと思う。

　その後私は，がん診療に携わる中で，患者は「異界」を体験していると考えるようになった（岸本, 1999）。「異界」という言葉をあえて用いたのは，患者が，日常的意識の平凡な世界を生きる我々とは異なった仕方で世界を体験していることに焦点を当てたかったからである。しかし，時の流れも変容しているとは思いもよらなかった。患者が，時間軸においても異界を体験していると意識するようになったのは，もう少し後のことであった。

　そのきっかけとなったのが，ある夏の日，京都市内のギャラリー，熙春堂で開かれた鈴木亨さんの遺作展，「生きる・よろこび」における一枚の絵との出会いだった。鈴木さんはコンピューターグラフィックスデザイナーで，企業からの依頼作品を作っておられたが，白血病を発症された時に，これからは自分自身のために作品を作りたいと思い直され，制作にとりかかられたとのこと。中でも，骨髄移植を受けられた時に着想されたというハロウィンシリーズには特に深く心を動かされたが，その中に，「はぐるま」という作品があった。赤地に月模様の衣装を纏ったハロウィンの妖精と，青地に星模様の衣装を纏ったハロウィンの小さな妖精が，大小8個の歯車の隙間に巧みに入り込んで，あたかも歯車を動かしているかのように見える

作品である。なぜか私はこの絵に惹かれ，その前に佇んでじっと眺めた。見つめているうちに，歯車が「カチ，カチ」と時を刻む音が聞こえてくるように感じ，一瞬一瞬が鮮烈に迫ってくる思いがした。この絵を通して，がん患者が体験している時間そのものが変容しているのではないかと思うようになった。

II. 「今」の突出

　察するに，がんを患い，死が意識の片隅にちらつき始めると，時間の流れそのものが，それまでとは違う形で体験されるようになるのではないかと思う。一瞬一瞬がかけがえのないものとして痛切に感じられるようになり，「今日一日」「今現在」がその強度を増してとても鮮明なものとなる。と同時に，それと反比例するかのように，過去と未来は色あせてしまう。冒頭で紹介した彼女は，そんなふうに「今」が突出した時間を体験していたのではないかと思う。時間をどのように体験するかは人によってさまざまであろうが，がん患者の診療においては，「今現在」が強調されるような時間体験について医療者がある程度意識しておくことでより慎重な配慮が可能となると感じる場面が少なくない。本章では「今」の突出について理解を深めるために，木村の「イントラ・フェストゥム」と井筒の「創造不断」を参照する。

▓ 1. 祝祭的時間論

　木村は，統合失調症，躁鬱病，てんかんの患者たちの体験の底流をなす時間性の特徴を，フェストゥム（祝祭）をキーワードに据えて，アンテ・フェストゥム，ポスト・フェストゥム，イントラ・フェストゥム，の三つに概念化した（木村, 1976, 1979, 1982）。木村のこの時間論をここでは祝祭的時間論と呼んでおく。アンテ・フェス

トゥムは，未来先取的，予感的，先走り的な時間構造で，「来るべき事態を予感的に先取りしつつ，自己実現の場をつねに自己の前方に見ているような，「前夜祭」的な情態性」を表す。一方，ポスト・フェストゥムは，「既に決定的に完了した事態を反芻しながら，そこにもはや手遅れで回復不可能な未済の確定を見てとる「あとのまつり」的な情態性」を指す。これに対して，イントラ・フェストゥム意識の特徴は，「現在への密着ないしは永遠の現在の現前」であり，そのような意識にとって，「現在」は，「過去と未来を自己自身の中から生み出す源泉点として，未来や過去よりも根源的な，独自の存在を保つ」ものとなる。ちなみに，このフェストゥムへの着目は，ハンガリーの社会学者ルカーチが『歴史と階級意識』の中で現状維持を求めるブルジョワジーの保守的な意識を「ポスト・フェストゥム意識」と名付けたことに端を発し，その影響を受けたフランス人の精神科医ガベルが『虚偽意識——物象化と分裂病の社会学』の中で，革命的意識をもったプロレタリアの革新的な政治意識を「アンテ・フェストゥム意識」と呼んだのだが，これらに想を得た木村がさらにイントラ・フェストゥムの語を造語して，木村精神病理学の基本概念にまとめあげたのである。

　これら三つの時間性は，もともと精神病患者の時間体験の特徴から抽出されてきたものではあるが，木村自身が論じているように，病者に限られたものではなく，人間存在の普遍的基本構造に属するものである。従って，緩和医療の場面でもこれらの時間性に注目することはあながち的外れではないだろう。そこで，緩和医療において論じられることの多い「ライフレビュー」と「死への準備」について，祝祭的時間論の観点から考えてみたい。

　ライフレビューは，回想法と同義に使われることもあり，高齢者や終末期の患者が，自ら人生を振り返ることで自分の人生をさまざまな角度から見つめ，慫慂と死を受け入れることを促そうとするものである。「人生を振り返る」という点では，ポスト・フェストゥム的であるように思われるが，そう単純ではない。木村がわざわざ，

前向き／後向き，未来志向的／過去志向的といった簡明な表現を避けて「フェストゥム」という耳慣れない術語を選んだのは，時間を，過去・現在・未来からなる単純な一本の直線としてではなく，自己のあり方との関係性において捉えようとしたからである。したがって，ふつうに「過去」といわれているものに対しても，アンテ・フェストゥム意識にとっては，かつて果たされなかった夢が夢として今なお生き続けており，数年，数十年にわたって時間が停止しているように見えるのに対し，ポスト・フェストゥム意識にとっては，取り返しのつかないことになってしまった，とんでもないことをしでかしたという後悔が前面に出る。イントラ・フェストゥム意識においては，過去も未来も「一挙に現在の直接的現前にひきずり込」まれ，一切の時間様態が現在に変えられるのだから，レビューそのものが成り立たないということさえあろう。ライフレビュー的な語りが自然となされる場合は全く問題ないが，医療者の方がライフレビューを促そうとする場合には，それがどのような意義をもちうるのかを祝祭的時間論の観点からあらかじめ検討しておくことで，無用な混乱を避けることができるかもしれない。死への準備を意図したさまざまな働きかけについても同じことがいえる。冒頭に示したケースは，祝祭的時間論の立場からみれば，イントラ・フェストゥム的意識を生きている患者に，アンテ・フェストゥム的志向性を持ち込もうとしたために，混乱を引き起こすことになった，といえるかもしれない。ライフレビューや死への準備を促すような関わりの意義を論じるにあたっては，その時間的存在構造という点にも配慮が必要ということになる。

■ 2.　創造不断

　祝祭的時間論は，人が時間をどのように体験しているかについて考えるうえで重要な準拠枠を提供してくれるが，もともと「人間存在の普遍的基本構造に属する」ことを目論んでいたこともあり，そ

の射程は気質論や比較文化論にも及び得る。たとえば，加藤周一
(2007) は『日本文化における時間と空間』という著書の中で，さま
ざまな角度から日本文化における時間について論じている。そこで，
日本語は，客観的時間よりも主観的時間を強調し，過去・現在・未
来を鋭く区別するよりも，現在に過去および未来を収斂させる傾向
を示唆するとして，「今＝ここ」に全世界が集約される瞬間的表現と
しての俳句にその特徴がよく現れていることを指摘している。詳述
はできないが，加藤が挙げている日本文化における時空間の特徴を
祝祭的時間論の観点から見ると，その世界観においても，芸術や文
化における表現を見ても，時間に対する伝統的な態度が人々の行動
様式に及ぼした影響を見ても，日本人はイントラ・フェストゥム意
識をより強く生きているといってよいように思われる。もしそうだ
とすると，がん患者が体験している「今」が強調されたイントラ・
フェストゥム的な時間意識は，日本人にはある程度なじみのあるも
のということになるだろう。

　しかしながら，一方で，われわれの日常的な時間感覚とがん患者
が生きる「異界」の時間との間には，深い溝があると感じることも
多い。このギャップについて考えるにあたっては，井筒の「創造不
断」が，ヒントを与えてくれると思うので，以下，井筒の論に拠り
ながら考えてみたい。

　井筒は東洋的の時間意識の一元型として「創造不断」を措定する。
「創造不断」。時々刻々に新しく創造される世界。道元はいう。

　　　「薪が燃えて灰になる。いったん，灰になってからは，また元
　　　に戻って薪になることは不可能だ（と，普通の人間の常識は
　　　考えている）。だが，このような誤った経験的認識の事実に基
　　　いて，灰は後，薪は先，というふうに見てはならない。事の
　　　真相はむしろ次のようである。薪は，薪である限りはあくま
　　　で薪なのであって，独立無伴，その前後から切り離されている。
　　　前の何かから薪となり，またその薪が後の何かになる，とい

うのではない」と。

　薪は薪でありながら，しかもべったり連続して薪であるのではな
く，刻一刻，新しく薪であるのだ。我々が，普通，切れ目のない連
続した一条の流れとして表象しがちな時間なるものを観想意識（深
層意識）の目で見た場合，前後裁断的「瞬間」の非連続的連続とし
て現れてくる，と井筒は論じている。

　ここで注目すべきは，時々刻々，念念起滅の世界現出としての時
間をみるために，観想意識が前提とされていることである。すなわ
ち，井筒の「創造不断」の背景には，意識水準の変化への着目があ
る。この点こそ，がん患者と健常者とのあいだのギャップを説明す
るのにふさわしいと筆者が考える主な理由である。「流れる水，空
を飛ぶ矢のように，一方向的に，不可逆的に，そして無間断的に連
続する一本の直線として時間なるものを表象する常識的な見方」だ
けでは，「創造不断」の真相＝深層は見えない。それは，単に後先の
ことを考えないで，「今」のことだけを考えるような時間意識ではな
く，存在風景が一変してしまうような時間意識なのである。

　がんを患い，それまでは遠い将来のことと思われていた死が一挙
に眼前に迫ると，それまで価値あるものと思われていたことが何の
意味ももたなくなり，それまで見慣れていた風景が急に色あせて見
えたり，反対に強烈に鮮明なものとして見えたりする。がんを患い，
そんなふうに意識が変容する中で，観想意識にしか見えない時間の
深層を垣間みるのではないかと思う。そして，先に触れた鈴木さん
の作品「はぐるま」に描かれているのも，このような，途切れ途切
れの刹那の連続としての時間，念念起滅の時間であり，「創造不断」
元型の，一つの見事な形象化と捉えることができると思う。

Ⅲ．「今」に潜入する「未来」 ……………………………………………………

　これまで述べてきたような，突出した「今」を生きる患者に寄り
添うにはどうするのがよいだろうか。筆者自身の経験では，そこに
下手に「過去」や「未来」を持ち込もうとするよりは，その突出し
た「今」に焦点を当てて，こちらも「今」を生きるという姿勢をもつ
ことがまずは大切になってくると思う。一期一会。終末期とはいえ
まだしばらくは小康情態を保てそうな患者（このように考えること
自体が直線的時間感覚に基づいていることの表れである）であって
も，お会いできるのはこれが最後になるかもしれないという思いを
どこかにもちながら，一瞬一瞬を大切にするという姿勢をこちらも
もつことしかないのではないかと思う。そんなふうに「今＝現在」
に重心をおき，波長を合わせて会い続けていると，「未来」は思わぬ
形で「今」に潜入してくることを経験することも少なくない。次に
紹介するのは，その中でも特に印象的だったケースである。

　まだ20代だった彼女は，急性白血病の治療のために骨髄移植を
受けて回復され，退院が間近に迫っていた。彼女は結婚しておられ，
まだ生まれて間もない小さな子どもさんもおられた。骨髄移植の経
過は順調で，再発の兆候も全く見られず，そろそろ退院を考えてい
た。そんなある日，病室に伺うと，冴えない顔をしている。どうか
したのかと尋ねると，こんな話をされた。

　　今日は嫌な夢を見て泣いて目が覚めた。先生が出て来たの。
　　一番言われたくないことを言われて悲しくなって。どこかで
　　心配しているんだなって。……先生にね，ちょっと話がある
　　って呼ばれて，悪い細胞が出て来ているからもう手の施しよ
　　うがないと言われて，ショックで涙が出て目が覚めた。正夢
　　になると嫌だから今日は誰かに言おうと思っていた。

　夢で「手の施しようがない」ことを告げられたのもショックであっただろうが，それを告げたのが私であったことに，私自身もショックを受けた。その時，私は，骨髄移植後の経過は順調なのだからと自分に言い聞かせ，彼女にもそう伝えて，夢が告げる「未来」から目を逸らした。彼女はその後間もなく退院され，私の心配も杞憂に終わったかと思われた。彼女が退院して数ヶ月後，私は転勤した。

　転勤して一ヶ月経った頃，私は彼女が入院したという知らせを受け取った。再発されたとのことであった。夢のことがすぐに脳裏に蘇った。夢が告げた「未来」について話しておけば，再発そのものは避けられないにしても，もう少し彼女の深い思いを聞くことができたのではなかったかと思ったが，後の祭りであった。彼女に電話をかけると，泣きながら「夢が本当になっちゃった」と言っておられた。泣きながら語られる彼女の話を聞くことくらいしかできなかった。彼女はその後間もなく，亡くなられた。

　これは極端な例と思われるかもしれないが，このように予期せぬ形で「今」に「未来」が侵入してくることは少なくない。冒頭で紹介した彼女も，亡くなられる前に続けて夢を見ておられる。彼女が私に残してくれた手紙からそのことを知った。

　　一つ目は……主人の実家に遊びに行っているのですが，皆はテーブルについて楽しく食事をしているのですが，私だけは近くにいて布団に横になっているのです。そして知らない女の人がテーブルの周りで一生懸命料理を次々出して世話をしているのです。そこで私は「私が運びますから」と言うのですが，「いいから寝てて」と言われ，私の居場所がないという夢なのです。二つ目は皆で追いかけて来るのですが，私は大きな海外旅行用のスーツケースを持って一生懸命逃げているのです。そして「来ないで，来ないで」と言っている夢です。

この夢を聞きながら，私が浅知恵で「これからの準備を」などと

言わなくとも，彼女は深いところでは旅立たねばならない自分のことをしっかりと見つめておられるのだと感じた。

　夢の例が続いたが，夢に限らず，友人から言われた何気ない一言，たまたま見たテレビ番組のワンシーンなどがきっかけとなって，「未来」が思いがけず「今」の中に姿を現すことも少なくない。逆説的に聞こえるかもしれないが，「今」に焦点を当てて一瞬一瞬を大切にしてきたからこそ，「未来」や「過去」が予期せぬ形で姿を現すことになるのだと思う。そしてその時こそ，一つの変極点といえる。それに目を背けるか，それをしっかりと見つめて話し合えるかが分かれ道となるだろう。

Ⅳ. 緩和ケア病棟における時間 ·······································

　本論の最後に，緩和ケア病棟で流れる時間の特徴について考えておく。緩和ケア病棟では，患者の生活のペースに合わせて検温や血圧測定を行っているところが多い。だから，患者が朝ゆっくり眠りたいと希望する場合には，起してまで検温や血圧を測定するということはしないし，患者が希望したときだけ計測するという対応にすることも少なくない。一般の病棟ではこうはいかない。決まった時間に検温をし，血圧や脈拍，呼吸数を確認して，経過表に記入していく。その推移を見ながら医師や看護師は全身状態の指標とし，病状の変化の兆候を読み取るのである。この違いは些細な違いと思われるかもしれないが，患者の生活の質を考える上ではかなり大きな違いである。

　上記のような緩和ケア病棟における時間の流れは，真木（1981）がその著書の中でプリチャードの『ヌアー族』を引用しながら論じている「牛時計」を想起させる。

　　一日を刻む時計は，牛時計であり，牧畜作業の一巡である。

　…牛舎から家畜囲いへ牛をつれ出す時間，搾乳の時間，成牛
を牧草地へ連れて行く時間…等々である。…だからヌアー族
は，「乳搾りの時間に帰ってくるだろう」とか，「仔牛たちが
戻ってくる頃，出発するつもりだ」という表現をする。

　同じように，緩和ケア病棟では，時計が刻む時刻に合わせてルー
チンの処置をするのではなく，患者の生活の流れにあわせてスケジ
ュールを立てる。もちろんすべてが患者の希望通りになるわけでは
ないが，基本的なスタンスとして，「患者時計」を尊重しようとする
のである。

　もう少しスパンを広げて，人類が時間をどのように捉えてきたか
を，ロチェスター大学天文学教授アダム・フランク（2012）の『時
間と宇宙のすべて』（原題は*About time*）に依りつつ概観しておきた
い。フランクの著書は，「宇宙論と宇宙的時間に関するわたしたち
の考え方が変化することで，人間の時間もまた変化してきた」とい
う「根源的真理」に貫かれている。人間的時間あるいは文化的時間
と宇宙的時間は密接に絡み合っていて，それが変化するときには両
者がともに変化するので，人間の時間体験について考えるためには，
宇宙論と宇宙的時間について考えねばならないというのである。こ
の考え方に立てば，緩和時間について考えるためには，人類が時間
をどう捉えてきたかを見ておくことが不可欠となろう。

　旧石器時代の人類は，「途切れのない一体としての時間」，「誕生も
死も，直線的な時間もない宇宙」を生きていた。新石器革命によっ
て農耕が始まるようになると，周期的時間，「日々をめぐってくる動
物の飼育，家の管理，村の生活によって区切りをつけられる時間」
が大切となった。特に，日（昼夜），月（月の満ち欠け），年（季節
の移り変わり）惑星の周期運動という4つのサイクルが重要であっ
た。メソポタミア，インダス，エジプト，中国などに都市国家がで
きるようになると，歴史的時間が始まる。経済取引に硬貨が使われ
るようになり，計測基準が発明されると，時間に対しても同じ方法

が有効であることがわかり，時間が計られるようになった。暦が作成され，時間という特性が抽象化された。14世紀に入ると機械式時計が発明され，15世紀が幕を開けるまでに，公共の時計は小さな集落にも普通に見られるものとなる。と同時に，時間は徐々に生活のさまざまな側面を縛り始める。特に17世紀後半に分針が広く使われるようになると，分が時間的交換単位となって，仕事にも生活にも分単位の管理が浸透していった。ニュートンが絶対時間や絶対空間を定義したのはこの頃であった。19世紀になって鉄道が登場すると，時差が問題となるようになり，標準時が導入されることになった。世界を取り囲む電信網の整備により，ニューヨークとパリで同じ「現在」を共有できるようになった。ところが，ちょうどその頃，アインシュタインは相対性理論を構築しようと格闘していた。その結果，相対論物理学のもとでは，同時性の基準はすべて座標系に依存し，「同時」もまた局所的なものになるということであった。

　このように概観してみると，緩和時間は，機械式時計が発明され，分刻みで人間の生活や労働が管理されるようになった後の時間というよりもむしろ，自然の周期的な流れの中に身を置くような，さらに遡れば，時間という概念すらないような時代に連なる時間であるということが見えてくる。緩和時間は，単に患者のペースを尊重した時間ということ以上に，現代において忘れられがちな，自然の周期的時間への回帰という意義も持ち得るといえよう。

　睡眠についても同じことがいえる。現代を生きるわれわれは，消灯時間から起床時間までぐっすり眠れるのが理想と考えがちである。しかし，いつの時代でもそう考えられたわけではなかった。産業革命によって，ガス灯や電気照明が闇を駆逐し，夜が昼へと変貌するまでは，「第一睡眠」と「第二睡眠」をとるのが普通であった。それまで人類は，日が落ちたら眠りにつき（第一睡眠），「1時間以上の完全な覚醒」を挟んだ後でもう一度寝る（第二睡眠）というリズムを生きていた。第一睡眠，第二睡眠という言葉が姿を消したのは産業革命以後である。現代のわれわれは夜中に目が覚めるのは，「不

調や障害の兆候」と考えるが，産業化以前はそれが自然だと考えられていたのだ。緩和ケア病棟において，消灯時間や起床時間に縛られることなく，それぞれの生活ペースに合わせて第一睡眠，第二睡眠をとることをよしとするのも，自然な周期的時間への回帰と捉えることができよう。せん妄の対処として，時計やカレンダーをおくことも確かに大切だが，上記のような広い視野から患者が体験している「異界」の時間を理解しようとする姿勢もまた必要になるのではないか。このように考えると，緩和ケア病棟における時間の流れが現代においていかに貴重なものであるかを，改めて感じるのである。

【文　　献】

井筒俊彦（1989）．『コスモスとアンチコスモス──東洋哲学のために』岩波書店

加藤周一（2007）．『日本文化における時間と空間』岩波書店

岸本寛史（1999）．『癌と心理療法』誠信書房

木村　敏（1976）．「分裂病の時間論」笠原　嘉［編］『分裂病の精神病理 5』東京大学出版会

木村　敏（1979）．「時間と自己・差異と同一性」中井久夫［編］『分裂病の精神病理 8』東京大学出版会

木村　敏（1982）．『時間と自己』中央公論社

フランク，A.／水谷　淳［訳］（2012）．『時間と宇宙のすべて』早川書房（Frank A.（2011）. *About time: Cosmology and culture at the twilight of the big bang.* Free Press.）

真木悠介（1981）．『時間の比較社会学』岩波書店

Chapter 5

臨床の時間を巡る対話【1】
「素の時間」を手がかりにして

三脇康生・岸本寛史

Ⅰ. 症状から外れていく「素の時間」

岸本：三脇先生が考えられる時間論についてまずお話しいただけた
　　　らと思いますが，どうでしょうか。

三脇：今回（第2章に）掲載した樽味先生の「素の時間」の論文を
　　　みんな「すごいすごい」と言うんです。しかし私には，どう
　　　すごいのか今までの評価ではピンと来なかったという感じが
　　　あります。患者さんとピタッと感性が合った瞬間とか，患者
　　　さんとの裸の付き合いの時間であるとか，そのように言及さ
　　　れることが多いのですが，私はどうもそうではないのではな
　　　いかという感じを強くもっていました。
　　　　樽味先生ご自身は，精神科医の下地明友先生の次の言葉で，
　　　もう言い尽くされているから，わざわざ「素の時間」と言わ
　　　ないでよいのではないかと思っていたそうです。論集にも，
　　　ご自身でそのように書かれていますね。次のような表現です。

　　　「慢性分裂病者の世界と，共世界のあいだに窓がひらき風が
　　　流れるそのときを共に分かち合うときがあります。やわらか

に，強制感を伴わずに，ゆったりとした〈とき〉のおとずれ
を待つ，その雰囲気の醸成が治療全体のなかに流れることが
前提となります」。(☞本書，28頁注4)

　しかし，「素の時間」の治療的側面はもっと描かれるべき
だと思います。私は，むしろ，樽味先生の「素の時間」は，
精神科医が患者さんの症状を一生懸命に治そうとしてその症
状とぶつかって，それを制圧しようとしてしまうのではなく，
症状を治療者と患者で，一緒にほったらかしにして，症状か
ら一緒に外れていく時間だと思います。

　そこでは，「この人に15分も使っているのか」「この人の
症状を制圧する関係になってから半年経つのか」といった
時間の見方はされません。症状とは別のものに焦点が当た
る，そういう時間ではないでしょうか。焦点を当てる治療者
の主体は，もう存在していない感じすらあります。「素の時間」
には，症状に焦点を当てる治療者の強い能動性があるわけで
はありません。國分功一郎さんなら中動態であると言われる
かもしれません。

　「素の時間」は患者と医師が語り合えばどんどん出てくる
というものではなくて，語る以前の準備，たとえば，どうい
うところでどういうふうにこの人が生活しているのか，どう
いう音やどういう時間とともにこの人が生きているのかとい
うことが重要であったり，あるいは言葉ではなくてむしろ沈
黙が重要であったりする，というものだと思うのです。

　そのためには，まずは患者の信用を得なければなりません。
患者と一緒にいなければなりません。しかし，その後，また
医師が専門性に閉じこもって話していては，結局，またすれ
違って「具の時間」になってしまいます。一生懸命語って相
手を理解してなんとか治そうとするような，一般的に想定さ
れている能動的過ぎる語りの位相にも「素の時間」はありま

せん。「素の時間」は，そのようなことを言い当てているように思います。患者も，医師も，患者と医師のあいだに流れる専門性に閉じた異質な時間をウッチャってしまう，つまり人類学者の Johannes Fabian の示したような専門性に閉じた異質性を崩壊させる訳です。それで症状を一緒に放っておくような時間が流れます。このような，時間のことを，「素の時間」と呼ぶのだと私は思います。

　今日はそのあたりのことを岸本先生に臨床経験を通してうかがいたいと思っています。このことは，木村敏先生流にいえば，患者さんをモノとして扱わず，出来事あるいはコトの次元で立ち会っていくことになるでしょう。さらに一般化すると閉じられた関係性ではなく開かれたところで出会っていくということになるでしょう。そのようなことは，多くの人が言っていることですが，もっと具体的に言えば，症状を制圧するのではなく，症状とは違うものに焦点が当たることによって，症状から一緒に外れる，あるいは患者さんに外れていってもらうということを，樽味先生はより明確に示したのだと感じます。こんな風に考えているのですが，このあたりに関してはいかがですか。

岸本：患者さんの話を聞いていくときに，症状だけに目を向けていくのではなくて，症状をカッコに入れて出会うということでしょうか。

三脇：そうですね。そうとも言えると思います。カッコに入れると言いますと現象学的還元につながりますね。現象学の影響は，樽味先生にも大きいとは思います。しかし，むしろ，樽味先生のこの時間について触れようとすると九鬼周造の『時間論』の一節が思い浮かびます。現象学的時間構造は未来，現在，過去の水平的なものだとするとしかし時間には垂直的な面が

あり，その二面の交差が時間特有の構造だという。垂直的な面を現象学的ではなく神秘主義的であると九鬼は言っていますが「素の時間」には現象学をはみ出る部分があると思います。

岸本：西洋的な概念は単純には使わないのですね。

三脇：西洋的な概念を使って接近する，あるはそれを批判して接近する必要はあると思いますが，西洋の肯定や否定，それでは言い尽くせないところに入ろうとしているという感じが強くしました。だから，「素の時間」の論文を読むことで，逆に，括弧に括るとか，モノとかコトとか，そういうところで考えている人たちが言おうとしていることが，逆により明らかになるのではないかとも思いました。樽味先生は，西洋のもの真似でもなく，西洋に単に反抗するのでもなく，そういう小細工をウッチャる感じすらするのです。九鬼や西田幾多郎の文章を思わせるところがあるような気がします。

岸本：なるほど。

Ⅱ．心理臨床における語りと時間

▨ 1.「素の時間」の出会いの経験

三脇：議論を深めるためにも，ここで，ナラティブに関しての岸本先生の基本的なお考えをお聞きしておきたいと思います。

岸本：私はナラティブというより，学生時代に出会った臨床心理が入り口でした。学生時代に臨床心理の大学院の人たちのトレーニングに混ざって，大学院生さんたちが実際にケースカン

ファレンスで話されるのを聞いたり，初回面接に陪席させて
もらったりしたときに，話の聞き方が医者とは違うと思いま
した。簡単にいうと，医者の場合は精神医学でも身体医学で
も何らかの診断的な枠組みがあるので，患者の語りは基本的
にはその文脈で読み解かれることになります。たとえば，「頭
が痛いです」といわれると，「いつから痛いですか，どんな
痛みですか」といってどんな頭痛かを想定していったり，精
神科であれば，鬱や統合失調症など，診断的な枠組みを背景
に置きながら聞いていったりします。

　それに対して，心理の先生たちはそれをなるべく排してそ
のまま聞いていました。そのまま聞くというのは難しいこと
ですが，なるべく余分なことは言わないでそのまま聞いてい
くということです。僕がもう一つ印象に残ったのは，面接が
終わった後に心理の先生たちはその話を逐語録という形で記
録に残して，さらにそれを事例研究，事例検討のときにもう
一回読み上げてプレゼンテーションをしていたことです。そ
ういう形式で自分の臨床を振り返るということをやっておら
れるのを見て，僕は医者になったときに，心理の先生たちと
同じように事例が提供できるくらい自分の臨床を残して検討
したいと思って，できるだけ患者さんの語りをカルテとは別
の形で残そうと思っていました。要するに，患者さんの語り
を聞いていきたいと思っていたのです。

　ところが，京大病院の老年科に入局して最初に受けもった
患者さんが植物状態の患者さんで，植物状態ということは，
意識がなく，語れませんから，私は自分に何ができるかとい
うことを考えました。医学的には，血圧を測ったり，血液検
査をして点滴のメニューを調整したり，気管の管から痰を取
ったり，そういうことはできるわけですが，それだけではと
思って，毎日夕方，5分間だけこの人のそばにいる時間を作
ろうと思いました。そばにいる時間に，「この患者さんは何

を考えてるのだろうか」「どんなふうに世界が見えてるのだ
ろうか」と考えたり，同じような視線で天井をずっと眺めて
いると，天井の模様がロールシャッハの図版のように連想を
かき立てて，いろいろな考えが浮かんできたりしました。ま
た，ナースステーションのすぐ前の部屋で，扉が開くと看護
師さんの声が聞こえてくるので，「結構声響くなあ」とか，「何
をガチャガチャいってるのだろう」と考えたり，あるいはス
トレッチャーがガタガタと運ばれる音が聞こえてくると，誰
か病状が悪くなったのではないかと考えたり，いろいろな連
想が働きました。それから，人工呼吸の機械に合わせて一緒
に呼吸してみると，揺らぎのない機械的な呼吸でしんどいと
感じたりしました。そういうふうに自分の身体感覚や連想が
生じました。奥さんとお話しして，この患者さんがどんな人
かということは伺っていたので，そういうことを自分なりに
思いめぐらしたりもしました。要するに，何かをするのはす
べて脇に置いて，ただそばにいる時間を作るということを重
ねていきました。

　その人は1ヵ月後に亡くなられたのですが，亡くなられる
までに2回，その患者さんが私の夢に出てきて，夢の中では
起き上がってにっこりしてくださったので，それからは行く
たびにその方が起き上がってくれるかのような錯覚にとらわ
れたり，しかし実際には病状は悪くなったり，というような
時間を過ごしました。

　今振り返ると，そのときに，語りの内容や症状にとらわれ
ず重心を据えて会うということをその患者さんは教えてくれ
たのかなという気がします。その後，いろいろな患者さんと
出会っていろいろな語りを聞くときにも，その患者さんと一
緒に過ごした毎日の5分間がどこか根っこにあるように感じ
ます。一言も語ることはなく亡くなられましたが，私の臨床
の基盤をつくってくださったと感じます。

　　樽味先生がいう「素の時間」の出会いは，「素」だからその方が本来的であるということなのでしょうが，普通の意識状態とは違って，いろいろな重荷や責任，役割の抜けたところで出会うということなのではないかと思いました。

三脇：その5分間は，通常の病棟に流れている近代的な時間でいうと，無駄な5分とされてしまいますね。5分というのは，周りのスタッフのことや，あるいは主治医としてやれるギリギリの時間を考えて選択されたものなのですか。

岸本：医師になってまだ若く，研修医で，そういうことをやっていることに病棟の誰かが気づいていたかどうかもわからないです。その患者さんは個室にいらっしゃいましたから。

三脇：なるほど。はじめにいわれた臨床心理のお話は，京都大学医学部の学生が当時行っていた自主研究のときに教育学部に行って経験されたことですか。

岸本：そうです。

三脇：私も医学部の時，岸本先生と同じく教育学部で自主研究をやりまして，当時の教育学部でユング心理学の導入をしていただいたのですが，医学部の学生としては，ともかく患者さんから話を十分聞くということを少しは学べたかなと思いました。岸本先生の場合は，実際に研修医として勤め始めたら植物状態の患者さんの担当になったということですね。その経験をとおして，単にどんどん話せばいいものではないと思われたのですね。

岸本：そうですね。どんどん語ってもらうことよりも，その基盤に

あるスタンスのようなものを考えることができたのではないかと思っています。

■ 2. 語りと沈黙

三脇：この岸本先生のご経験は，樽味先生におそらく刺激を与えたと思われる松尾（正）先生の沈黙の話に近いのではないかとも思われます。以前にお聞きした事例のように思うのですが，いかがですか。

岸本：そのときにお話しした沈黙のケースはまた別のケースですね。
　　　それは大学の学生相談をしていたときに出会った方で，毎週1回30分間の面接をしていたのですが，ほとんど30分間沈黙のままという状態が，1年半ほど続きました。最初は語ってもらいたいと思ってこちらから話しかけたりしたのですが，すぐに言葉が途切れて語れなくなって，沈黙になっていました。ずっと沈黙でもいいのではないかと途中から思うようになったのですが，それでもときどき何かメルクマールが欲しいと思って，バウムテストという，実のなる木の絵を描いてもらうテストをやっていました。
　　　最初は2，3ヶ月に1回くらい描いてもらって，2，3回くらいおこなったのですが，4回目くらいのときに「もう描けません」といわれました。そうして，その後3回くらい描けないときがありました。ところが，その描けない3回がそれぞれ異なっていたということがわかってきました。あとで語れるようになってから教えたもらったところによると，1回は全くイメージが浮かんでこないので描けず，次の回は，いろいろ浮かんでくるけれども，これは違う，これは違う，といって描けず，もう1回は，自分が思うように描けない感じがして描けなかったというのです。

　　だから，同じ「描けない」でも，全くイメージがなくて描けない，浮かんでくるけど違うというふうに描けない，ある程度形が定まったのに描けない，という違いがあることがわかりました。沈黙もいろいろな形があるのだろうと思います。

　　黙っているときに頭のなかが空っぽで沈黙している場合もあれば，考えが次から次に浮かんで沈黙している場合もあれば，何か喋らなければと思って相手を気遣って喋れず，かえって沈黙になるとプレッシャーになると感じられる場合もあります。30分間沈黙していても，面接の記録は普通の面接より多いくらいなんですよ。

三脇：それはなぜですか。

岸本：面接の間にこちらの中に浮かんでくることを書いたり，こちらの頭が痛くなってきて「これはどうしたんだろう」といったことを書いたりすると普通の面接よりも記録が多くなってしまうのです。だから沈黙の面接のなかでもいろいろなことが起こっているということを経験させてもらいました。

三脇：その方は最終的に話すようになるのですね。

岸本：そうですね。1年半後くらいからです。実はそのときに，たとえば，ずっと可愛がってくれていたおじいさんが亡くなるとか，妹さんが結婚するといったいろいろなイベントが起こっていました。また，彼は理系の学生で，コンピュータプログラミングも結構やっていたのですが，印象的だったのは，ワンクリックでファイルを整理して，不要なものは削除してくれるというプログラムを1ヶ月かけて作ったことです。それで整理してからは，少し言葉が出始めました。

三脇：いろいろ心の中に入り過ぎていたのでしょうね。

▓ 3. 直線的な時間という前提

三脇：たとえば，まったく治療をしたことがない医学部の学生さん
　　　にナラティブとかコミュニケーションが重要だという話をす
　　　ると，十分に話を聞かない医療者は全然ダメで，十分に聞け
　　　と言われていると思うのではないかと思います。自分が学生
　　　だとしたら私もそう思うでしょう。
　　　　ところが，実際現場に立ってみると，岸本先生もおっしゃ
　　　ったように，いろいろな事情ですでに語ることができない人
　　　もいますし，あまり聞こうとすると逆に語ってくれない人も
　　　たくさんいると思います。それによって，「どうせこんなこ
　　　となら時間の無駄だ」と思って，医療者の側が諦めてしまう
　　　のは一番もったいないと思います。
　　　　そこでは，どんどん回復していくという，真木悠介が『時
　　　間の比較社会学』の内で記したような直線的で不可逆で数量
　　　化された時間の流れ，精神科の場合は完治しなくても寛解，
　　　安定期に入るところで退院してもらうという直線的で不可逆
　　　で数量化された時間の流れが想定されていると思います。そ
　　　んな近代的時間の流れの想定のなかで，ちょっと緩やかな時
　　　間をもつことを考えても，やはりいつの間にか「こんなこと
　　　は無駄じゃないか」と思い込まされてしまって近代的な直線
　　　的な時間のほうに吸収されてしまうと思うのです。

岸本：なるほど。

三脇：だから，岸本先生も先ほど仰っていたように，「素の時間」
　　　というのは意識レベルの変化であると思います。おそらく岸
　　　本先生が影響を受けられた井筒俊彦先生の仕事もそのあたり

にあるのだと思いますが，近代的な直線的な時間の流れとは
異なる意識レベル，あるいは時間の流れ，時間感覚を医師が
感じ取っておかないと，すぐに直線的な発想や直線的な時間
の流れに吸収されてしまうと思います。その直線性は，近代
の特徴であり，その近代からいろんな意味で外れてしまいつ
つある患者さんに，近代性で暴力を振るう危険性を考えざる
を得ません。

Ⅲ．三つの意識レベルと時間：現実的，物語的，創像的水準

■ 1．意識レベルに合わせる

岸本：意識のレベルと時間との兼ね合いで私に思い浮かんでくる
のは，井筒俊彦先生の『『コーラン』を読む』という本です。
この本はとても衝撃的で，コーランの最初の七行を 450 ペー
ジで解説した本です。井筒先生の趣旨は，コーランを理解す
るには，それを語りながら変化しているムハンマドの意識状
態をこちらも理解しなければならないということです。

　井筒先生は『クルアーン』の語りを分析して「現実的水準」，
「物語的水準」，「創像的水準」という 3 つの水準を区別して
おられます。時間と絡めて違う言い方をすれば，それぞれ「意
識の朝」あるいは「昼間」「意識の黄昏」そして「意識の夜」
という言い方ができると思います。

　臨床においては，昼間の明るい光に照らされて事物が明確
に分けられているような状況ではなく，少し灯りを落として，
黄昏，明け方の意識くらいになると，いろいろなことが聞こ
えてきたり，みえてきたり，あるいはいろいろな交流がおこ
なわれたりするのではないかと思います。

　夜になってしまうと意識が完全に落ちてしまうか，夢のよ
うな幻想的な，非現実的なイメージが闊歩するので，少し危

ないですね。ときには夜に入ることも必要ではありますが。いかがでしょうか。

三脇：なるほど。例えば「黄昏」では何が起きるのでしょうか。

岸本：「黄昏」を「物語的水準」と井筒先生は呼んでいます。「創像的水準」，つまり強い一種の神がかり的な状況，私が話すというよりは神が話すというような状況にある意識状態，医学的にはせん妄といわれるような意識状態から少し意識が緩んでくると，語りが自発的に，物語的に展開していくという形です。コーランの場合は，旧約聖書の物語がそこに引用して語られるという形なのですが，私の臨床経験では，たとえば白血病の患者さんが入院した直後は，強いショックを受けて夜は悪夢をたくさん見たりするというように，非現実的な世界に放り込まれていると思われるのですが，白血病の患者さんの語りに耳を傾けていると，こちらの態度をそれほど変えなくてもしばらくすると語りが溢れてくる時期があることに気がつきました。

　それは，強い興奮状態の意識が緩んで，いろいろなことが物語的に展開し始めた時期なのではないかと思います。そのときにきちんと話を聞いておくと，その後の展開がかなり安定するという印象をもちました。その時期の受け皿は医療者でなくてもいいのですが，ともかくも，何かこちらの意図でライフストーリーを聞き出すというのではなくて，同じスタンスで会っていると，強い興奮状態でほとんど言葉も出ないような時期から緩んできて，語りが溢れてくる時期が訪れるのです。そしてその後，現実に着地する，つまり現実的な話ができるようになるというように変化していくことに気付きました。井筒先生の意識状態の語りの水準，意識の水準は，私の臨床経験をうまく説明してくれるように感じます。

三脇：確認したいのですが，どういう意識レベルと時間の様態があるか，もう一度おっしゃってくださいますか。

岸本：「創像的水準」が「夜」ですね。それから「物語的水準」，そして「現実的水準」の3つです。これがそれぞれ，夜，夕方あるいは明け方，それから昼間にあたります。「ソウゾウ的」の「ソウ」は creative の「創」，「ゾウ」は image の「像」です。creative imagination といいましょうか。ユング的な言い方をすれば「集合的無意識」のレベルと言ってもいいかもしれません。image というと空想のような印象を与えますが，image が自立性をもって展開していくような世界ということですね（ただし，「創像的」という漢字を宛てたのは『悪魔の詩』を訳して凶刃に倒れた五十嵐一先生です。通常の「想像」とか「創造」と区別するため，私はこの五十嵐先生の漢字を使っています）。

三脇：コーランでいうと，「創像的水準」というのは，熱烈に神を求める水準ですか。

岸本：神を求めるというよりは神がかりという感じでしょうか。実は面白いことに，コーランは時間を遡ってその「創像的水準」に向かっていくように構成されています。

三脇：「現実的次元」から一気に「創像的水準」ということではないのですね。

岸本：「現実的次元」から「物語的次元」になって，最後が「創像的次元」，別世界の語りになっていくという構成になっています。ただ，だんだん死が迫ってくるような患者さんの場合は，現実的な水準から，溢れるような物語的な語りが出て，最後

は夢を見るような状態になるということもあり，その場合は，コーランの進行方向と同じです。ですから，順番はどちらでもいいのかもしれません。ともかくも，臨床では，そういう意識状態の変化に伴って，出てくる語りの母体あるいは語りの勢いも変わってきます。現実的な水準におられるときにいろいろ聞こうとしてもあまり話が膨らまないこともよくあります。向こうの意識水準に合わせるようにしていると，物語的水準に移行したときに語りが溢れてきます。そういうときは，こちらは何も言葉を差し挟まなくても聞けます。語りの内容に合わせるというよりは，その背後にある意識の状態，意識の水準に合わせるようにしていたと思います。

三脇：井筒先生はカオスではなく，アンチコスモスと書いて徒らに解体を良しとする風潮に注意を促します。日本ではすぐにカオスを簡単に称賛するような話になってしまうと思います。現代日本ではカオスが暴走しそうになりそうだから，あえてカオスのことをアンチコスモスと井筒先生は書かれています。井筒先生は，「カオス」と「コスモス」という二項対立を使う代わりに，むしろ前者を当御し後者を保持する第3の力として「ノモス」を立てなければならないとして，カオス―ノモス―コスモスの三項一体構造を考えます。そして最終的にはカオスをアンチコスモスと読み換えることで，コスモスに内在化させカオス称揚主義に落ちいらないようにしています。三項を用いるならカオス―ノモス―コスモスが，「創像的水準」―「物語的水準」―「現実的水準」に当たるのかも知れませんね。

2. 創像的水準に向き合うこと

三脇：私は精神科医をしてきたのは単科精神科病院ですから，患者

さんが亡くなるとすれば，だいたい3パターンくらいがあります。1つは自殺ですね，もう1つは，メジャートランキライザー（抗精神病薬）を多量に飲んでおられる方は突然死することがあるということ，それからもう1つは，身体的に悪くなったので内科のあるしっかりしたところへ搬送できればいいですが病状のせいで受け入れが難しかったり，家族などからその許可が出ないような患者さんに関して，精神科の単科の病院でできることは限られているからそのまま水分だけを点滴して，最期は多臓器不全になって亡くなっていくのを看取っていくというようなこと，大体，今の私の臨床現場には，その3つがあります。

　いずれにしても，私の精神科臨床において，さきほど岸本先生が仰っていたように，患者さんの死に「創像的」な「集合的無意識」のレベルに至るまでうまく付き合うということがなかなかできていません。だからでしょうか，自分の家族親族でも亡くなるときに上手く付き合えている感じがしないのですが，岸本先生はその「創像的」なところというのは，どのようにお考えですか。

岸本：医学的にはおそらくせん妄として診断されることが多いのだろうと思います。たとえば，癌の場合は亡くなる方の9割以上が終末期せん妄で亡くなると医学の教科書的にはいわれています。しかし，せん妄と診断される状態も，かなり意識状態が変わってきた状況での語りだと考えることができます。たとえば，クーラーの方を見て「あそこから蛇が出ている」とか，亡くなった嫌な人の姿が近くに見えるとか，人によってさまざまに，現実離れしていて，こちらに受け取る枠組みがなければ訳のわからない語りということになってしまうような語り方をされます。それを，夢のような意識状態になっておられると思って，夢の話を聞くかのように聞いてる

と，そういうことが出てくる背景に感情の動きをみてとれると私は思っています。

　恐怖やつらさをその語りから汲み取りながら聞けると，少し違ってくるのではないかと思います。なかなか難しいところではありますが，そういう語りの表面に出てくることの背後にある感情や意識の状態が大事になってくる，そんな感じでしょうか。

三脇：なるほど。『『コーラン』を読む』のなかで，創像的な意識の緊張が緩むと物語的展開を示し始めると井筒先生も書いていますが，その緩みにともにいる感じなのかもしれませんね。

司会：せん妄状態というのと，精神科にあるような統合失調症の患者さんの，例えば妄想的な発言というのは異なるものなのでしょうか。われわれまったくの素人からみると，どれほど質的に異なるものなのかわからないところがあるのですが……

三脇：せん妄の発生は急性，亜急性です。アルコール依存症の人のせん妄による幻覚妄想というものはありますが，純粋な統合失調症の人の慢性的な幻覚妄想とは異なります。昨今では，高齢者の入院も多く，認知症に於けるせん妄状態を診ることも多くあります。あとは大きな手術の後に，陥るせん妄状態もあります。最後のものはリエゾン精神医学の対象になりますね。

▨ 3. 意識レベルをハード面から変える

三脇：統合失調症の患者さんが「創像」のレベルにいるときは，精神科でいうと保護室に入ってるときが多いと思います。そこで思い浮かぶのは，私が今までに見学に行った病院で非常に印象深い，北海道の釧路にある病院です。

　宮田国男先生が創設した，つるい養生邑というところです。その病院は中井久夫先生も見学に行って褒めたという話を聞いたことがありますが，保護室が屋根裏部屋のような構造になっているんです。一般的な保護室は真四角なスペースで，近代的な時間が流れていると思いますが，つるい養生邑の保護室は屋根裏部屋になっていました。屋根裏部屋になっていて，その前に大木があって，その葉っぱが揺れているのをずっと見てボーっとしていられる空間でした。

　この病院は，真ん中にあるセンターのスペースで舞踏の大野一雄さんが踊ったことで有名な病院なのですが，むしろ私はその保護室の屋根裏部屋に感銘を受けました。屋根裏部屋というのは，近代からは少しずれて，進歩主義的な時間の流れから一歩引いたような空間です。しかも，すぐに良くならなくとも，葉っぱが揺れてるのをずっと見ていられるというところが，意識レベルにも関わるのではないかと思いました。近代的な空間の四角四面の区切りでは，患者さんの意識レベルと，建物が似つかわしい関係を作っていないように感じます。

岸本：時空間的な観点からいっても，興味深い保護室の構造になっているということですか。

三脇：そうですね。患者さんは幻覚妄想状態で疲れ切った状態では，近代的な時空間には合わない状態になっていると思います。保護室というのはある意味強引に鎮静させるような場所になりがちだとも思いますが，岸本先生がおっしゃっていたような「創像」状態にある患者さんと一緒にいるということを実際の時空間で実現するとすれば，つるい養生邑の保護室というのは一つの例になると思います。

　近代的な病院で働いてる人はその気がなくてもみんな近代

化されていて，直線的な時間軸で動いていますから，病院に
いる人が，さきほどのコーランの語りの次元，意識レベルの
違いをわかって患者さんに接触できれば理想的ですが，そう
でない場合，患者さんはすでに近代的な意識レベルから外れ
ているのですから，つるい養生邑のように，ハード面を変え
ておくことで，スタッフの側も否が応でも近代的な意識レベ
ルから少し外れるのではないでしょうか。

　近代的空間の保護室の中での患者さんの絶叫はいまだに私
の耳に残っていますが，つるい療養邑なら別の形の出会いが
発生していたのではないかと感じます。屋根裏部屋に来てし
まえば，スタッフも近代的な時間構造から外れている状態の
患者さんと，一緒に過ごしやすくなると思います。

▨ 4. 臨床家としての樽味伸

三脇：樽味先生の話に戻りましょう。樽味先生の力技というのは，
　　　つるい養生邑の保護室や，中井久夫先生が重要性を指摘する
　　　環境改善なしに，患者さんと一対一で話してる間に，意識レベ
　　　ルの変化をつかんでいることでしょう。つまり，今まででて
　　　きた話でいうなら創像的な意識の緊張の緩みに常にアンテナ
　　　を立てている感じがします。

　　　樽味先生は，たとえば洗濯機の音のような雑音に着目した
　　　りして，平らなところを無理やり凸凹にする工夫をしていま
　　　す。時間や空間に関してそういう微細なものへ注視すること
　　　をあえてやろうとしているのではないかと感じます。

　　　樽味先生の師匠だと思われる松尾先生が「沈黙」というこ
　　　とを書かれていますから，そこから学び取ったと思われます
　　　が，近代の一直線の時間の流れ，空間化されてしまった時間
　　　による語りとはまた違う，語り，ナラティブがあります。小
　　　さな凸凹や，沈黙は，近代から見れば，無意味で，単なる意

味の穴であるのかもしれませんが。それに岸本先生も付き合われたのだと思います。

岸本：はい。

三脇：近代からみると無為にみえる，そういうところに着目する力が彼には相当あったのではないかと感じます。ですから，近代的な時空間に違和感をもっている人に接触する医療者が，近代的な時空間の前提に立ってしまうと上手くいかない，というより，ある種の暴力性が出てしまうのではないでしょうか。

　　　その意味で樽味先生の仕事にはある意味で非暴力性を感じます。常に，樽味先生が非暴力であろうとしていると感じます。そうした決意を感じます。しかし，それは大文字の「倫理」ではなく，一回一回立ち上げるような「義」であると樽味先生はご自分の論集で明確に書かれています。

Ⅳ．治療的な時間としての「素の時間」 ……………………………………

岸本：少し角度が変わるかもしれませんが，時間の流れという点でいうと，時間の流れは一様ではないということでしょうか。たとえば，セラピストならセラピストの中で感じる流れがありますし，セラピストの感じる流れと，患者さんが感じる流れは異なっているということなど，色々あると思います。

　　　樽味先生が言っておられる「素の時間」と「具の時間」という軸で考えると，その二つの時間はベクトルが違う，というより混入する時間といえるでしょうか。ふっと湧き上がる，ふっと出会う，という書き方もされていたと思いますが，その「ふっと」というのは，湧き上がったり，「具の時間」の

中に混入してきたりすることでしょうか。統合失調症の方が過ごしておられる時間というのは，私たちには具体的にイメージできない部分もありますが，どうですか先生。

三脇：そうですね。

　そのふたつの「混入」にいつも焦点をあてていた気がします。「素の時間」と「具の時間」の間の，その都度その都度の分岐に力をいた表現を，樽味先生がなさっているような気がするのです。哲学者のベルクソンという人がいます。ベルクソンが普通の持続と「純粋持続」というのを分けていて，普通の持続というのは，時間がある程度空間化されて存在するということです。それに対して，純粋持続というのは，時間が空間化されていなくて，いろいろなものが浸透しじいるということを意味しています。

　だから，今，岸本先生がおっしゃったことを純粋持続に近づけて考えてみたいと思います。西田幾多郎が「自覚について」の内で縦の線と呼ぶような「素の時間」と横の線と呼ぶような「具の時間」が絡みあっているのを見ていたのだと思います。西田なら絶対矛盾的自己同一の場所と呼んでしまう場所で見ていた。空間化された「具の時間」に純粋持続の「素の時間」を交錯させる「行為的直線」を使おうとしていた。そこへアクセスしようとして樽味先生の時間論は今までの精神病理学的な書き方とは距離を取ろうとしています。徹底的に治療者であろうとしていて，今までの精神病理学を敢えて敬遠している部分もあるのではないかとも思います。

岸本：もう少し詳しく聞かせていただけますか。

三脇：患者さんの病態を捉えるために現象学的な精神病理学用語や精神分析用語を駆使するということは，樽味先生はいくらで

もできたと思います。

　たとえば，しかし，今のベルクソンの話にしてもそうですが，非近代的な時間あるいは空間化されないような時間は，近代的な意識レベルでは捉えにくいものです。ベルクソンは，それを捉えるとしたら直観しかない，といっているのですが。樽味先生はそういうことをわかっています。近代的な空間化された意識レベルで無理して取り扱うのではなく，西田幾多郎のように行為的直観で「素の時間」と「具の時間」の分岐にたどり着く。そして，そのことで終わりではなく，現に目の前にいる患者さんを空間化した「具の時間」から外してしまう。樽味先生も，患者さんと一緒に，空間化した「具の時間」から外れていく。

　岸本先生のご指摘の言葉を使って説明すると，「創像的」なところにいる人に対して，「創像的水準」が「夜」，「物語的水準」が夕方あるいは明け方，そして「現実的水準」が昼間とすると，物語的水準を本当に大切にして患者の信頼を得ながら，新たな昼間の現実的なルートを知らない間にそっと開こうとする。その時，創像的意識の緩みの生じる時間こそが重要であってその時間こそが「素の時間」なのではないかと思います。

　このように説明すると，どうしても三項が必要となりますが，もっと直感的には「素の時間」と「具の時間」の二項でうまく行く説明ができると思います。西田幾多郎の「行為的直観」でもってその二項が常に交錯している現場に樽味先生は立ちつづけているように思えます。

　ところで，物語的水準を大切にする仕方にもいろんな仕方があって，たとえば，べてるの家は「創像的」なものに対してそれを外在化させて名前をつけて当事者研究を行います。それでたとえば外在化の方法を紹介する講演会をしたりして商売にして，社会的に物語的水準を創設し社会的包摂を獲得

していくという現実的なやり方をしています。

　それはそれで立派な一つの方法だとは思いますが，そういう着地の仕方しかないかというと，そんなことはないと私は思います。必ずしも「創像的」なところで現実に，当事者として着地していくという良い意味の当事者主義的力技ができる人たちばかりではないのです。たとえば，私が診ていた患者さんで，「自分はあんな不真面目な病気じゃない」という人もいました。

　これは，べてるの家の悪口を言っているわけではなくて，ああいうやり方は実際に有効ですし，それで生きる力を見出す人がいるのは素晴らしい限りです。私も芸術活動のアトリエで複数の統合失調症の患者さんとたまたま自分の妄想について話し合う機会を 10 年以上つづけてきました。そうすると当事者研究で有名な熊谷晋一郎先生が指摘しているように，自分の妄想は正しいと思い込んでいますが他の患者さんの妄想は妄想だと分かるのです。そこから自分の妄想もそんなバカなと他の患者さんに言われることで，どうも妄想かもしれないと何となく考えるようになっていくというのは確実にあると思います。しかし，そうやって「創像的」な症状を外在化させて着地して物語空間を創設していくやり方が不得意な人も中にはいるから，そういう人には樽味先生のやり方，つまり「創像的」症状を外在化させることができないけれどもその緩みに立ち会って一緒に放っておく手もあるのではないかと思うのです。それはそれで大切なことが起きていて，たいへんにあっさりした樽味先生の味なのだと思います。

岸本：三脇先生が，洗濯機のエピソードのような，日常的な描写に意味があるのではないかと言われたあたりとつながってくるのでしょうか。

三脇：そうですね，だから，決して幻覚・妄想の状態を派手に扱う
　　　のではなくて，それは大切にしながら，素朴に「具」として
　　　放っておく，そして……。

岸本：現実というか，日常というか……。

三脇：そうです。「素の時間」とは，「創像的水準」の「夜」，「物語
　　　的水準」の夕方あるいは明け方，「現実的水準」の昼間とす
　　　ると，夜を患者とともに一緒に過ごし，夕方から明け方に夜
　　　の意識が緩んで物語的水準が出てくる，その緩みがもつ時間
　　　だと思います。これに出会うことで，症状から外れられる時
　　　間です。患者と共に，具を放しておく感じです。

岸本：だから，哲学的な概念化の方に向かうのではなくて，現実や
　　　日常を丁寧にみながら，同時に妄想的な内容も手荒に扱うと
　　　いうことはしないというスタンスで関わるなかで，そういう
　　　時間が開かれていく，ということですね。

三脇：そうですね。私も本書に少し書きましたが，妄想的な方に，
　　　「(樽味) 先生が自分に生ませた子どもだ」といわれたときに，
　　　「そうじゃないけど」というふうに否定しながらも，「大切に
　　　してくださいね」といったあの言葉がけはやはりいいと思い
　　　ます。
　　　　「物語的水準」を，夕方あるいは明け方出てくるのを辛
　　　抱強く待っている感じがします。相手が思っていることを全
　　　否定するわけではなく，「事実はそうじゃないけど，そんな
　　　ことを考えるそういうあなたの事は大切に思ってますよ」と
　　　いう言葉がけはなかなかできないと思います。あるいは「眠
　　　れない」と患者に訴えられたときに，「困ったね」と返すと，
　　　患者から「やっぱり困りますか」と，突っ込まれて，樽味先

生自身が「いやーそうでもないけれどね」と専門性から外れる様な返答をされます。

　常に，自分の専門性がもたらす違和感に違和感をもたれていた様子がありありと浮かんできます。やはり普通は，専門家としての限度がありますから，しつこく「やっぱり私，天皇の子どもじゃないかと思うんですけど」と十年間聞かされると，「もういい加減にしてください」「違うと言ってるじゃないですか」と言いたくなります。「この話をして，もう何年経ってると思ってるんですか」という言い方では近代的な時間になってしまうのですが。

　そこを我慢して，「だとしたら，毎日，そうとうにたいへんな仕事になりますよ」と返したりしながら「現実的水準」の昼間に患者と二人して，そっと着地する感じでしょうか。

岸本：そうですね。

三脇：そういう患者さんとの押し問答の局面があってもいいのですが，それと違う回路が開いて，そういう妄想的なことを思っている自分がいてもいい，なおかつ，そうではない現実的なことも語れる自分がいるということになると，少し安定してくるような感じもあります。そういう意味でも，樽味先生の「素の時間」は，繊細な治療を発明する時間論だと思います。

　精神病理学がまったく治療論的ではないというわけではありません。たとえば，内海健先生や杉林稔先生は精神病理学の非治療的，哲学的な「遊び」に関しては非常に反省的なことを書かれているし，精神病理学をなんとか治療論的にしようとされています。そして，そのお二人とも，時間論に着目されているのは，意味深長だと思います。もちろん，木村敏先生にしても，患者の世界に近づこうと思って，時間論の方

に，つまり，アンテ・フェストゥム（祭りの前），ポスト・フェストゥム（祭りの後），イントラ・フェストゥム（祭りの最中）という記述に行かれたのだと思います。内海先生も杉林先生もそれを越えようとされている。内海先生はモダンからポストモダンへの大きなクロノロジーを描かれました。

杉林稔先生は『精神科臨床の自由――記述・暦・病跡学』のなかでフェストゥムを観光客化した我々にふさわしいものにするために暦時間をもちだされ，我々の健全なあり方をアプド・フェストゥム（祭りのそば）と名付けられました。これはいわば生命の危険を冒す村人の祭りのある時間ではなく，健全に観光地として空間化された時間，つまり暦を使おうとしているのですが，杉林先生は「素の時間」にもたいへんな関心を示されてきました。杉林先生は映画の『日日是好日』（監督：大森立嗣，2018）の茶道教室の先生のような治療者を目指されているのかもしれません。しかし，アプド・フェストゥムの時間を微分したら「素の時間」が出てくるのだろうと思います。

やはり，病理学の発想自体が，空間的な発想ではなくて，時間論的な発想に行かないと，治療論へ踏み込めないのではないかという発想であることはとても重要なことであると思います。

そういう意味では，直感で時間論に踏み込み，近代とは別の，現実的なラインを引くという，樽味先生の方法は治療者自らの置かれた近代的時間から外れようとするものであると感じます。「創像的水準」の「夜」，「物語的水準」の夕方あるいは明け方，「現実的水準」の昼間の患者さんの移行を待つことができるのが，樽味先生です。まさに治療者の自分も含む近代的時間自体を治療しようとする。この意味でたいへんに臨床的な精神科医だと思います。

【文　　献】

井筒俊彦（1983）．『『コーラン』を読む』岩波書店

井筒俊彦（1989）．『コスモスとアンチコスモス──東洋哲学のために』岩波
　　書店

内海　健（2002）．『スキゾフレニア論考──病理と回復へのまなざし』星和
　　書店

内海　健（2003）．『「分裂病」の消滅──精神病理学を超えて』青土社

木村　敏（2006）．『自己・あいだ・時間──現象学的精神病理学』筑摩書房

九鬼周造（2016）．「時間の観念と東洋における時間の反復」小浜善信［編］
　　『時間論 他二篇』岩波書店, pp.9–30.

熊谷晋一郎（2020）．『当事者研究──等身大の〈わたし〉の発見と回復』岩
　　波書店

國分功一郎（2017）．『中動態の世界──意志と責任の考古学』医学書院

杉林　稔（2020）．『精神科臨床の自由──記述・暦・病跡学』星和書店

つるい養生邑の会［編］（1988）．『希望としての精神医療──宮田国男の記
　　録』『希望としての精神医療』刊行会

西田幾多郎（1989）．｜自覚について」上田閑照［編］『西田幾多郎哲学論集Ⅲ』
　　岩波書店, pp.177–267.

ベルクソン, H.／合田正人・平井靖史［訳］（2002）．『意識に直接与えられ
　　たものについての試論』筑摩書房

真木悠介（1981）．『時間の比較社会学』岩波書店

Chapter 6

臨床の時間を巡る対話【2】
「素の時間」を手がかりにして

三脇康生・岸本寛史

I．「素の時間」の意義 ………………………………………………………

岸本：三脇先生が，樽味先生の「素の時間」という言葉と出会われ
　　　て，ご自身の臨床の中で，何か変わられたり，ハッと思われ
　　　たりした部分は，何かありましたでしょうか。

三脇：そうですね，最近流行っている『居るのはつらいよ』とい
　　　う本があるのですが，この本で著者の東畑開人先生は，セラ
　　　ピーというのは，われわれが実際に患者さんの痛いところに
　　　触れてよくしていくという近代的な時間の中でできそうなこ
　　　とだけど，ケアというのはそうではなくて，そこにいること，
　　　何もしないでいることであって，そしてそれは単に楽なこと
　　　ではなくて，患者からの投影も受けるからしんどい，という
　　　ことを書いています。
　　　　やはり，慢性期の患者さんのように状態が変わらない人の
　　　治療は，それこそ，「居るのはつらいよ」という気持ちにな
　　　ります。何も進まないし，絶望的な……。本当にもう治療を
　　　やめたいというか。ケアは会計上も重要視されないので東畑
　　　先生は実際にやめてしまうわけですが，「もう，こんな治療

やめたいな」「主治医やめさせてもらいたいですね」という
絶望的な気持ちに追い込まれるわけです。

　そういうときに，樽味先生の論考は，もしかしたらできる
ことがまだあるのではないかという気持ちにさせてくれるも
のでした。樽味先生もほぼ絶望しながら書いてるのではない
かと思わされますが，それゆえに説得力があって，治療者の
絶望をギリギリで救ってくれます。それは，岸本先生の植物
状態の患者さんのご体験にも通じるものがあると思います。

岸本：そうですね。樽味先生が最後にそこの病院におられる期間が
　　　二年でしたか。最初からわかっていて，転勤された後，その
　　　患者さんの様子を電話で確認されて，「いつものように」と
　　　書いてある場面がありましたね。まさに先生がおっしゃるよ
　　　うに，片一方でそういう（素の）時間が開かれることと，そ
　　　れでもやっぱり絶望的であるいうこと，その両方を書いてお
　　　られるところが，私もすごく響きました。

三脇：やはり，そういう狂気というか幻覚・妄想とまともに向き合
　　　うと，それを制圧できる，というふうに考えてしまいますね。
　　　私も，たとえば理論的には明快な説明で有名な精神分析家のジ
　　　ャック・ラカンを読んでいると，ラカンの解明してくれている
　　　構造そっくりの病態に出会ったときに，その患者さんは頭のい
　　　い患者さんで，ある程度理解できるので，「だからあなたは発
　　　病したんです」というふうに説明したりしてしまうんです。
　　　　よくある事例として，自分の父親が本当に父親ではなく，
　　　実は父親は天皇なのではないかと思ってしまう事例が日本に
　　　は多かったのです。妄想知覚があって，ちょっとした類似関
　　　係で考えが進んでしまうのですね。たとえば，セミの声が聞
　　　こえたら，「これは自分に天皇が合図を送ってきてるんじゃ
　　　ないか」と考えてしまうわけです。それをラカンの理論を使

って説明してしまおうとすることもできるのですが，なかな
かそれでは良くならないんですね。そういう幻覚・妄想の中
で数年を過ごしていて，その年月でできあがってくる世界観
というものもありますから。それをあまり否定していると，
自殺してしまうこともあります。

　だから，それはそれで大切にして，別の関係性も築いてい
くんです。そのために，芸術活動が盛んな病院もあると思い
ます。私がフランスでフィールドにしていたラ・ボルド病院
も，40 〜 50 種類の活動を導入してます。私は，そういう活
動は，幻覚・妄想を大切にしながら，それを良い意味で放置
して，それから外れて現実的なこともできるという形での寛
解を狙ったものではないかと思っています。

　こぢんまりとした病棟でできるというのは，まさに樽味先
生が示したことでもあると思いますが，さきほどのつるい養
生邑のように，病院全体で展開することもできるのではない
でしょうか。幻覚・妄想の世界を否定してもしかたがない
から，それは放っておいて別の関係性をつくっていくのです。
幻覚・妄想は消えないから，絶望的かもしれませんが，放っ
ておけるようになる可能性はあります。

岸本：あるいはご本人の表現を尊重するということでしょうか。

三脇：表現というよりも，どうもラ・ボルド病院は，患者自身が好
　　きでやると言い出したのだから，活動を自主運営しなければ
　　ならないので，幻覚・妄想に浸っている場合ではないという
　　感じでしょうか。

　　もちろん浸っているときもあるけれども，浸ってる場合で
　　はなくて，とにかく自分でやるといったからにはやらないと
　　いけないというところのルートを太くして，幻覚・妄想のほ
　　うは細らせていくのです。そういう着地の仕方をしてるのだ

ろうと思います。だから，あの病院では現実への引込み線と
して様々な活動を利用しているのでしょう。いつの間にか，
本線だった幻覚・妄想から支線の現実へ移行している。それ
をフェリックス・ガタリという人はトランスヴェルサリテ
（transversalité）と呼んでいるのだと思います。樽味先生の
論文では，病棟に展開したものとしてご自身の思想を書かれ
ていないですけれども，近しい感じをもちます。

司会：トランスヴェルサリテというのは？

三脇：「斜め横切り性」とも訳されるのですが……。ガタリはヒエ
ラルキーに基づく垂直性とヒトとものがみずからの置かれて
いる状況と最大限の折り合いをつけている水平性を乗り超え
る次元としました。

司会：「横断性」とは違うのですか。

三脇：今までの訳語は「横断性」なのですが，「横断性」が訳語と
していいのかどうか。「横断性」というと，みんなで肩を組
んで何かをやるというイメージで捉えられますが，そうでは
ありません。トランスヴェルサリテという言葉を作った精
神科医で哲学者のジネット・ミショー（Ginette Michaud）
という人から私はメールをもらって，説明を受けました。そ
れを岩波の『思想』(2018 年 9 月号，『政治と精神分析の未来』)
に一部翻訳して出しているのですが，彼女によれば，「そん
なフランス語は存在しなかった」が造語したのだと。彼女に
よるとトランスヴェルサリテには横切るというイメージがあ
ります。「横断」というと「具」と「具」の間のカオティッ
クな関係構築という感じがしますが，「具」と「素」という
ように分けて切り換えていくところが重要ではないでしょう

　　か。「具」にはガタリの垂直性と水平性しかないのだろうと
　　思います。

岸本：少し違うものというか，異質なものということでしょうか。
　　私が「混入」といったのはそのことで，斜めからちょっと入
　　ってくる，「具の時間」のなかにすっと斜めから入ってくる，
　　横断，混入してくるというか……。

三脇：そういう意味では，樽味先生は，「素の時間」「具の時間」と
　　いう新しい日本語で，その間の斜め横断性をニュアンスと
　　して伴った概念組を作ったといえるのではないでしょうか。
　　「具」と「素」の間の切り替え線があるということが重要で，
　　「素」と書くことによって「具」と組み合わされて，その間
　　に切り替えの動きも意味として含まれてきます。そこが見事
　　だったと思います。いわば西田幾多郎の行為的直観を樽味先
　　生は機能させたのではないでしょうか。行為的直観とは，単
　　に直線的な時間的過程ではない。時間的・空間的，空間的・
　　時間的過程である。このように西田は言っていますが，時間
　　が先に出るのが「素の時間」であり空間が先に出るのが「具
　　の時間」ではないでしょうか。その切り換えで行為的直観が
　　働く。
　　　横断といってしまうと，「素」と「具」の切り替えを含意
　　しにくいので，政治用語ではなく治療用語として作られたト
　　ランスヴェルサリテの訳としては，わかりにくい日本語にな
　　ってしまうのではないでしょうか。「素の時間」と「具の時間」
　　には，その間で起きる切り替え性が内包されています。井筒
　　先生流に言うと，コスモスを外からたたくカオスとしての
　　「具」とコスモスとしての「素」の関係ではなく，コスモス
　　に内在的なアンチコスモスとしての「具」とコスモスとして
　　の「素」にして受けとっていく。それで初めて「具」と「素」

の間にトランスヴェルサリテ性が生じるのかもしれません。

Ⅱ. 治療関係を開く「素の時間」……………………………………………………

司会：臨床のなかで，樽味先生のお話がどういうふうに響いたのか，お伺いしたいのですが。

岸本：「素の時間」という概念は自然な形で響いてくるところがありました。僕自身も，臨床をやっていくときには，主訴を聞いて目標を立てて治療を計画する，というふうにはやらず，話を聞きながら，その流れの中で出てくるものを，というスタンスでやることが多いです。そのように，こちらが用意して，あるいはこちらが構えて何かするというよりは，自然の流れの中でふっと患者さんが，自分の思いや姿を語ってくださる瞬間を大事にするというスタンスだったので，そういう自分の実践をまとめたり考えたりするときに，この「素の時間」という概念はそのあたりを意識させてくれる言葉だなと思いました。

司会：ふっと語る瞬間がいつ訪れるかというのは期待するものではないのですね。

岸本：そうですね。それまでのやりとりの積み重ねがあるところで，熟すというか，ふっと出てくるという感じでしょうか。

三脇：こういう言い方がいいのかわかりませんが，やはり，岸本先生が診ておられる患者さんは，重い身体疾患に追い込まれたときに出てくるたいへんさというのがありますね。

岸本：基本的には，精神的にはそれほど問題があるわけではないけ
　　　れども，癌という病気を患われた，という患者さんです。そ
　　　ういう意味では，精神科の患者さんとはかなり背景が違いま
　　　す。

三脇：私にとってはむしろ，岸本先生のお話は，精神科の患者さん
　　　の家族との付き合いのなかで感じることですね。家族が癌に
　　　かかられた場合です。治療のキイパーソンとして頼りにして
　　　いた人を揺さぶるできごととしての癌を経験することがあり
　　　ます。岸本先生の様に疾患（disease）として近代的に切り捨
　　　ててしまうのではなくて，現実的次元，物語の次元，創像的
　　　次元で，病い（illness）として癌と関わっておられる医師が
　　　いてくださるとありがたいです。
　　　　精神科の患者もやはり一人で闘病してるわけではないです
　　　から，どういうスタンスの医師が傷ついた家族の横にいるの
　　　かでずいぶん病状が変わってくるのではないでしょうか。

■ 1. 語りを聞くことの指導

三脇：岸本先生は若いお医者さんへの指導はどうされていますか。

岸本：私はそれほどたくさんの若い先生を指導した経験はないので，
　　　あまり明確なことはお伝えできないかもしれません。前の病
　　　院のときは，臨床実習で長くても一週間，一緒に患者さんを
　　　診たり，1日2日回診に同行してもらったり，それくらいの
　　　経験しかありませんが。
　　　　最近，今の病院でローテーションの中で1ヶ月間の研修を
　　　私のところで受けたいと希望された先生がいらっしゃって，
　　　朝の回診を最初の1週間くらい同行してもらって，僕と患者
　　　さんとのやりとりをうしろで聞いてもらいました。そのあと

は，患者さんをあてて，心理の記録方式で患者さんとのやりとりを逐語で起こして，それを差しさわりのない範囲でカルテに書いてもらうということをしました。

　そうすると，けっこう話が出てきていました。婦人科のお一人の患者さんでは，その研修医の先生が，回診のときだけでは聞けないような話を聞いて，患者さんからも信頼されていました。彼のように，再入院してきたときに「あの若い先生はもういないの」といわれるような，そういう関係ができる話の聞き方ができたらいいのではないか，と思います。それから，もう一人の先生も……その患者さんは，すごく強い痛みを訴えて，仰向けもできないくらいでした。お薬をいろいろ調整してもうまくいきませんでした。僕が依頼を受けたときは痛みのことではなく，吐き気がつらいといわれて，吐き気のお薬を調整しました。それで吐き気は劇的によくなって，それから吐き気のことは言われなくなりました。そうこうしているうちに，だんだん話もいろいろされるようになって，その話をもう一人の若い先生が聞いてくれたので，痛みも楽になって，治療医の先生からみれば，劇的に痛みが改善するところまで来ていました。

　限られた経験からの印象なのですが，若いからといってモチベーションがないかというと，そんなことはないのだと思います。むしろ，医学教育によって，語りを聞くことに意識があまり向かなくなっているのではないでしょうか。私が大学に勤めていたときも，学生さんに話を聞いて，逐語記録を残してもらうと，いろいろ話が出てくるということを経験しました。それから，心理の若い先生たちも，カウンセリングをやり始めて，患者さんの話を一生懸命聞いていて，普段の会話では世代のギャップを感じるようなことがあっても，面接のケースカンファレンスなどで聞かせてもらうと，患者さんの想いを受けて感極まってしまう場面も見受けられるので，

　　　若い先生でもがんばっておられるなと感じることもあります。

三脇：やはり，闘病は真剣なことなので，若い先生だろうが真剣に
　　　やらざるを得ないことですね。むしろ若い先生の方が，語り
　　　を聞くことが常識化しているのでしょうか。

岸本：さきほどの先生の問いに答えるとしたら，僕は教育というと
　　　ころには目が向いてない部分がありますが，私自身が学生の
　　　ときには，心理療法というのはこういうものだということを，
　　　山中（康裕）先生などいろんな先生の治療を見せてもらって
　　　感じたので，それに近いことができるといいかな，と思って
　　　いました。
　　　　要するに，若い先生に自分の臨床を見てもらって，「こう
　　　だ」ということを感じてもらうといいな，ということですね。

三脇：今日おっしゃっていた，ご自分の一番はじめの事例のお話
　　　や，沈黙のケース，つまり，語りを聞くのが仕事だといって
　　　も，セラピーではなくてケアしかできない，そこにいるしか
　　　できないことがあるのだ，ということを，研修医や学生さん
　　　にお話されることはありますか。

岸本：沈黙のことはときどき話します。沈黙のほうがむしろ大事な
　　　のではないでしょうか。ドクターは七秒に一回患者の話をさ
　　　えぎってるというデータがあるくらいですから。黙っている
　　　と向こうが語り始めてくれるということもしばしば経験する
　　　ので，そういうところを意識してやってみるといいのではな
　　　いか，という話はよくします。

▓ 2. 身体科における治療関係

司会：逆はないのでしょうか。沈黙することによって，間合いをはずしてしまって，そこで会話を終えてしまうことはないのでしょうか。

岸本：私の場合は，患者さんが身体疾患で，語りが目的で会うわけではないので，「痛みがどうですか」とか，こちらがどうしても先にどんどん聞いてしまいます。そうではなくて，「今日の具合どうですか」というように，相手に委ねる形でやると，いろいろな話を聞けます。そこで話が出てくれば聞けばいいし，出てこなければ診察して終えればいい，というスタンスです。ですから，精神科の場合とはかなり違うのではないでしょうか。

三脇：私は，身体科はポリクリ（臨床実習）でしか経験していないのですが……自分の父親が悪性リンパ腫で亡くなったということも関係していたでしょうか。罹患された病気が悪性リンパ腫だったので印象に残っている患者さんがいます。はじめは単なる肩こりだと思っていたら，しこりができていて，治療方針を決めるためにオペに入ったのです。それで術中迅速診断というのを病理で受けて，リンパをはじめ一つとってもなかなか結果が出なくて，二つ，三つ，四つ，五つ……という感じで，「病理班早くがんばって診断確定してくれよ」というようなことを手術中の外科の先生が言っていました。それで，その患者さんと喋ってるときに……たぶん，岸本先生もずっとそんなことを聞かれてると思うのですが，「なぜこうなったんでしょうね」「なんか自分悪いことやったんでしょうか」という話をされました。岸本先生は，それをどんなふうに聞かれていますか。

岸本：それはそのまま聞きます。その人なりに，たとえば「この前，
　　　家の庭木を切ってから悪いことがつづいてて……」というこ
　　　とがあって，医学的にはそんなことはないだろうと思うけれ
　　　ども，それを否定してしまうと，その人の，自分に起こった
　　　理不尽なことをやっとおさめたストーリーまで否定してしま
　　　うことになるし，かといって肯定もできないので，そのまま
　　　聞いていくという感じです。

三脇：それは今日の話に出た，統合失調症の人の幻覚・妄想に近い
　　　ものがあるのでしょうか。

岸本：それを否定してしまうと，よりどころがなくなってしまうし，
　　　かといって肯定もできないということですね。

三脇：そうすると，「素の時間」をもつとしても流れとしては，そ
　　　の様な話自体は非現実的だけど，だからこそ大切にしておい
　　　て，それから今後，どうしましょうか，という話の流れにな
　　　ってくるのではないでしょうか。その内でどのように空間化
　　　されきらない時間を確保するか。

岸本：そういうところがないと，現実的なところでうまく着地でき
　　　ないだろうと思います。

三脇：小説家の平野啓一郎は，「分人」ということを言っています
　　　が，彼が言いたいのもそういうことなのではないでしょう
　　　か。それは解離性同一性障害のことじゃないかと誰かが批判
　　　しているのをみましたが，そうではないでしょう。彼も，こ
　　　うやって喋っているときの自分もいれば，家族といるときの
　　　自分もいる，という空間的な言い方もするので，わかりにく
　　　くなりますが，われわれにとっては，妄想というか，迷信め

いたことを言う時の自分，あるいはもっと科学的な話を言う時の自分，そのようないろいろな時の「分人」がいます。individual（個人）があるのではなく，複数のdividual（分人）内でどれかである時があるということです。つまり時間的に考えるともっとしっくりきます。それを一個にしろというと，なかなかしんどいのではないでしょうか。

　……私は精神科に進もうと思って医学部に入りなおしていますから，身体科を実習で回っているときも，すでに精神科医としてどうするかという目で見ていたと思うのですが，身体科に行くと，「なぜ自分がこうなったんだ」という患者さんのお気持ちにどう対応するのかということに迷った気がします。

　それを迷信と切り捨てるのか，あるいは切り捨てないとしても，それが妙な逆転移になるのではないか，医師の理想化や患者からの思い入れが強くなるのではないか，ではどのあたりが正当なのかということに悩みながら実習していたのです。精神科では，患者の説明モデルと治療者の説明モデルの併走性あるいは交差性というか，両方とも認めてやっていくということが当たり前になるのですが。

岸本：メジャーかどうかはわからないですが，私は個人的には，治療関係がベースにないと，治療はあまりうまくいかないと思っています。治療関係抜きで，客観的に科学的に正しい説明をして薬を処方してやり方を説明するといっても，うまくいかないのは目に見えているでしょう。

司会：投薬を拒否される場合もあると思うのですが……。

岸本：その場合は，それでも治療関係がつながっていれば，あまり破壊的にならずに済むと思います。最終的には，治療をどう

するかは患者さんの意に沿って決まるべきで，説得させてやってもいいことにならないことのほうが多いかと思います。

司会：民間療法に移られる患者さんもいらっしゃいますよね。その場合はご本人が決めたこととみなすのですか。

岸本：それ以前の治療者との関係がどうかというところが重要ですね。

三脇：治療関係がうまくいかないから民間療法に逃げるという場合は，ちょっと危ないですね。

岸本：そうですね。治療者が把握しているときは，民間療法のほうに行きながらも戻ってこられたり，最終的に民間療法のほうに行かれたとしても，やはり病状が悪くなってくるとそこで最後までは引き受けて見てくれませんから，それで戻ってこられたりします。そうすると，「いいとこどり」というか，民間療法がいいときはいいのですが，病状が悪くなっても民間療法の施設が責任をもって最後まで自分のところでみることができるのかという問題があります。

三脇：主治医との関係も築きながら「いいとこどり」……たとえば私の患者さんだと，「サプリメントを飲んでるんですけど」と相談される方には，「それはいいですよ」といいますが……。

岸本：まず，そのことを主治医に言えるかというところと，話したときに主治医がどう対応するかというところが重要ですね。主治医として自分の意見を言って話し合える関係がないと，患者さんが主治医に黙ってサプリメントを使うこともあ

ります。そういうことが素直に話せる関係が重要です。

III. 臨床の場におけるエビデンスとナラティブ ··························

1. エビデンス・ベイストの意味

司会：さきほど，医学教育についての話がありました。最近だと，
　　　特にエビデンス・ベイストということが強まって，「こうい
　　　う患者さんがこういうときはこういう対応を」という標準化
　　　が進んでいると思います。ベストプラクティスを各科におい
　　　て定めたり，これこれのときにはこういう対応が望ましいと
　　　いうスキームを作っていったりする流れがあると，実際には，
　　　沈黙を大切にするとか，ケアでかかわるという余裕がなくな
　　　ってくるのではないかという印象を受けるのですが，そうい
　　　ったことは感じていらっしゃいますか。さきほどのお話では，
　　　医学教育によってそういったことに意識が向かないことが多
　　　いということが指摘されていましたが，具体的にはどうなの
　　　でしょうか。

岸本：まず，エビデンスとエビデンス・ベイスト・メディスンは違
　　　うものです。エビデンス・ベイスト・メディスンというのは，
　　　「こういう状況にあったらこういう答えがいいですよ」とい
　　　うものを用意するものではありません。ほとんどの人が誤解
　　　しているのではないでしょうか。
　　　　エビデンスというのは確かにあります。高血圧の患者さん
　　　にこういう薬を出して5年間飲めば脳卒中を減らすことがで
　　　きる，というようなエビデンスはあります。しかし，その数
　　　値の解釈が難しいのです。たとえば，5年間飲んで，お薬を
　　　飲んだ群と飲まなかった群を比較したとき，飲んだ群では脳
　　　卒中になったのが100人中5人で，飲まなかった群では8人

だったとします。それで，脳卒中になる人を3人減らせます。それから，相対リスクは5/8でおよそ6割になります。しかし，絶対リスクでみると，3％しか減ってない，つまり，お薬を飲んだメリットを受けられるのは100人中3人しかいないということになります。ということは，33人中1人の人がお薬を飲んだメリットを受けられるということになります。そういう話になるのです。そうすると，患者さんに説明するときに，「6割に減らせますよ」と言ってお薬を出したら，「飲みます」という話になりますよね。でも，「33人中32人が無駄にお薬飲むことになります」といったら誰も飲まないでしょう。このように，同じエビデンスに対する解釈が多様にできるのです。ですから，エビデンス・ベイストといっても，エビデンスは確かにあるけれども，それを目の前の患者さんにどう生かすかということを考えたら，決められません。9割以上の人が飲まなくても元気でいられるのなら，薬を出さないという選択肢もあり得るのではないでしょうか。

　このように考えると，エビデンス・ベイスト・メディスンが明らかにしたのは，何がベストプラクティスかということではなく，薬を飲まないという選択肢もあり得るということでもあります。エビデンス・ベイスト・メディスンを提唱したグループはそのことがよくわかっています。そうすると，患者さんに「血圧が高い」といったとき，ある患者さんは「父親も母親も血圧が高くて脳卒中で早く亡くなりました。血圧が高いって聞くだけですごく不安になります」といわれたら，「6割に減らせるいい薬がありますよ」といって薬を出せるし，「薬のこと怖いし，わずらわしいし飲みたくない」といわれたら，「たしかに9割の人は飲まなくても大丈夫だから飲まないという選択肢もありますよね，でも心配だから3か月後にもう一回来てください」といって関係をつなぐことができるわけです。

　ですから，患者さんに薬を出すか出さないかを決めるのは，エビデンスではなくて，患者さんとのやり取りや価値観なのです。EBM（evidence-based medicine）の５つのステップというのがあって，ステップ１で問題を定式化し，２・３でエビデンスを確認し，４で患者さんに戻すというステップがあるのですが，ステップ４に患者さんとのやり取りがあります。ここに焦点を当てると，語りが大事だということになるので，ナラティブ・ベイスト・メディスンというものがイギリスのEBMのグループから出てきたのです。EBMを突き詰めていくと，実は物語的転回が起こるということです。だから，NBM（narrative-based medicine）は単に語りを大事にするというものではなく，EBMの限界をよく意識したうえで，EBMを補完するものとして語りを位置づけて出てきたという側面があります。

　ところがまたしばらくすると，エビデンス，エビデンス，といわれるようになりました。エビデンスの扱い方にも種々ありますが，さきほどおっしゃられたのはアルゴリズムにあたるものだと思います。こういうタイプにはこういう対応をするというように決めるものです。しかし，実際の治療に臨むとわかりますが，アルゴリズムで頭に描くようにはなかなかうまくいきません。というのは，臨床の場面は非常に複雑だからです。たとえば，ある一晩，入院してきた患者さんに対応しようと思ったら，何十というアルゴリズムを動員して，何百というエビデンスにあたらないと対応できない，というデータもあります。しかし，臨床はそういう発想でやってはいません。それぞれの経験や考え方に基づきつつ，そこにエビデンスも加えているという状況ですから，実際のところ，エビデンス・ベイスト・プラクティスといっても，マインド・ベイストになっているのです。

　抗がん剤ひとつの使い方にしても，同じようなエビデンス

がある薬がたくさん並列しているときにどれを使うかは，エビデンス・ベイストでは決められません。一つの薬に対するエビデンスはあっても，比較してどちらの薬が優れているというエビデンスはあまりありません。たとえば，抗うつ薬でもAがBより優れ，BがCより優れ，CがAより優れているという三すくみのようなデータがあるので，どの薬が本当に優れているのかということを考えると，実は，エビデンスを突き詰めていけばいくほど，どうしたらいいかがわからなくなるということになります。

　ガイドラインを見ればわかりますが，真面目に作られたガイドラインにはこういう状況でこうしたらいいということは書いていないんです。そうではなく，臨床疑問というものが書かれています。たとえば，「痛みの患者さんにはモルヒネを使ったほうが痛みを緩和できるか」といったものです。その臨床疑問に対してエビデンスがあるかないか，また，ある状況ではあえてダブルブラインドスタディを組むのは非倫理的である，というように，臨床疑問とそれに対する答えが羅列してあるというのがガイドラインです。

　ガイドラインと聞くと，それを読めばベストプラクティスができると思われるかもしれませんが，実は読んでもどうしたらいいかよくわからないことがよくあります。ただ，自分が実際に患者さんとやり取りしていて迷ったときに，ガイドラインを参照すると，ある程度のエビデンスでこういう状況になってるということが確認できるので，それをもとにまた臨床に戻っていくという使い方はできます。

　また，たとえば，一昔前の日本では盲腸であればみんな，虫垂手術していましたが，それは諸外国と比べると，異常に手術率が高く経過観察できる例がたくさんあったのではないか，ということが提起されます。このように，EBMには臨床の実践を変えるパワーもあります。とはいえ，やはり背景

も違うなかで，ガイドラインに沿って治療を進められるかというと，そうでもない部分もたくさんあると思います。

司会：では具体的に治療文化が変わってきているというわけではないのですね。

岸本：昔は，たとえば，自分の所属大学のやり方を参照枠にするのが当たり前でしたが，それがより広くなり，エビデンスというものになったという変化は起きています。
　　　多くの人はエビデンス・ベイスト・メディスンというと，エビデンスのある治療をやることだと誤解しているかもしれません。そうすると，それをやらないのは悪だということになり，暗黙のうちにプレッシャーを感じてしまうでしょう。

司会：そうなると治療文化自体が変わってきてるともいえるのでしょうか。

岸本：そうですね。ある意味でEBMは治療文化を，誤解された形で，変えてしまったといえるかもしれません。ときどき，本来のEBMを理解している先生たちがそうした誤解を解こうとする流れもありますが，あまり考えずにやっている人たちはエビデンスがある治療をやると思ってやっているのではないかと思います。

司会：ガイドラインが定められていても，治療者のそれまでの経験や治療文化を参照しながら治療にあたることができる場面があるということでしょうか。

岸本：そうですね。

▓ 2. 失われる「素の時間」

司会：では，エビデンス・ベイスト・メディスンが誤解された形で
　　　広まることによって，「素の時間」のようなものが失われたり，
　　　治療における時間性が変わったりするということはありえる
　　　のでしょうか。

岸本：エビデンスのプレッシャーが強くなるとそういうものが失わ
　　　れていくということはたしかにあるかもしれません。たとえ
　　　ば，クリニカルパスといって，入院したら何日目に何をやる
　　　かはある程度決められています。
　　　　それは，漏れや見落としがないようにするという目的にと
　　　っては必要なものですが，医療者がクリニカルパスに沿うだ
　　　けで患者さんの話を聞かないと，「素の時間」は出てこない
　　　かもしれません。やはりそういう意味では，「素の時間」は
　　　医療現場では体験されにくくなっている可能性はありますね。

司会：「素の時間」あるいはナラティブに医師が関わるケースと，
　　　心理系のような専門職の方がそこに関わって医師と役割分担
　　　をするケースが考えられると思います。ただ，医師が関わる
　　　ことに非常に意義があるようにも思われます。その点はどの
　　　ように考えたらよいでしょうか。

岸本：現実的にいえば，身体科の先生の場合，朝から晩までずっと
　　　検査や外来の対応をしていて時間が取れないけれども，この
　　　患者さんの話を聞いてもらいたいと思ったときに，臨床心理
　　　士の先生にお願いするということはありえると思います。医
　　　師が実際に話を聞くかどうかというよりは，物理的に実際は
　　　話を聞けないけれども本当は聞いてあげたいという気持ちが
　　　あるのか，そこに意識が向いていないのかという違いかもし

れません。

司会：たしかにそうですね。医師自身がどういうふうに向き合うつもりがあるのか，それともないのかということですね。では，スタンスとしてはきちんと向き合うべきだということでしょうか。

岸本：病気というのは，必ずしも物理的なところだけで対応可能なものではないので，そういうところに対応して，目を配ろうと思ったら，機械的にやるだけだと不十分でしょう。

司会：三脇先生はいかがでしょうか。

三脇：精神科でなくとも，患者サイドの語り，ナラティブを聞くのはもう当たり前になっていますね。患者の説明モデルをちゃんと理解しているか，それは医療者の説明モデルとは違うということはもう学生の実習でも強調されていますからね。
　　しかし，なぜそれを大切にするかということが抜けてしまうと，説明モデル，ナラティブ・ベイスト・メディスンの上澄みだけが入ってくるわけです。今日の岸本先生のお話のようにそれがなぜ入ってきたかという歴史を語れるかが重要だと思います。樽味先生の「素の時間」にしても今日の話に出てきているように「素の時間」に含まれる二つあるいは三つの次元に着目した話の聞き方があったほうが精神科では寛解に至る可能性が高まるかもしれないのですが，答えのように考えてしまうと出会えない時間だと思います。概念を答えのように教えるのではなく概念がどのように発生してきたのかを教えて，概念の発明過程に巻き込んで行く教育をするべきだと思います。そういう教育ができているかというと，答えばかり教えることに教員は忙しく，学生も能率的に答えし

か知りたくない雰囲気があります。そのことには恐怖を感じ
ます。昨今，答えが先に与えられることが多いですが，答
えの生まれる歴史まで深めて教えられていない気がします。
　たとえば，「調子どうですか？」の「調子」の中にすでに
さまざまな次元が入っていて，それが安易なエビデンス・ベ
イストだけの時系列になってしまわないために入ってきたの
がナラティブだと思うのですが，エビデンスとナラティブの
二つの関係性は一体どうなのかということは深く考えられて
いないでしょう。その掘り下げを樽味先生は書いているよう
な気がします。ですから，今回の企画はそういう意味で，「素
の時間」論を読んでもらうことによる教育的効果もあるので
はないかと思います。最近，答えだけを先に示すことに対す
る絶望感のようなことを教員としては感じているので。

司会：三脇先生も感じていらっしゃるのですか。

三脇：感じていますね。たとえば，多文化間精神医学の功績であ
　　　るにしても，患者の治療文化が重要と言ってきた結果が「説
　　　明モデル」や「エスノグラフィ」や「語り」の称揚で終わり，
　　　答えだけが抜き取られていくということで終わってしまい，
　　　実は何が一番重要な問題かということが抜けてしまっている
　　　危険性があると思います。

司会：なるほど，難しいですね。エスノグラフィを入れても，
　　　EBM から NBM に繋がる流れが入っても，それがコンパク
　　　トな答案であれば，あくまでも「具の時間」にすぎないとい
　　　うことですね。「素の時間」は，「医療とは」というようなこ
　　　とから突然外れるようなもので，そういうことが起こること
　　　が実は大切なのだということですね。

三脇：「具の時間」と分岐しつづける「素の時間」は患者の「説明モデル」に十分配慮したコスモスとしての医療に「具の時間」をアンチコスモスとして内包させます。カオスとして切り捨てたりはしません。「素の時間」と「具の時間」の二つとその関係性に敏感になり，その両者の交差や分岐を待てる力が重要ですね。もちろん，岸本先生がおっしゃったように，時間がないから一方を臨床心理士に頼むというのは私もありだと思いますし，そういう意識で心理士教育はしているつもりです。しかし，精神科では，そう簡単に切り離せるものではありません。待つべき力は近代的な時間からはずれる力ですが，心理の学生にそのような力を作らせるためにはメタ専門性の教育が必要になってきます。

司会：難しいですね。今のお話を聞いていると，EBM というより「エビデンス」を重視する医療者は，NBM を「まあ，あるよね」というくらいで済ませられることもあるだろうし，また，NBM をきちんと分かっていたとしても，それが「具の時間」として現れてしまうこともある，という二段階になっているような感じがします。そのうえで，おそらく，「具」に「素」を繋ぐということはいずれの場合も起こりえます。三脇先生はその辺をオープンダイアローグに関して考えていらっしゃるのではないですか。

三脇：樽味先生は患者と 1 対 1 ですが集団を形成するオープンダイアローグも本当は「具」と「素」の入れ替えみたいなところとつながっていくのではないのでしょうか……私は家族療法が盛んだった湖南病院で研修医をしましたので，日本のオープンダイアローグのトレーニングでは家族療法の解説を前提としてしっかり行わないせいか，自分自身の学んだものとは切り離されていると誤解していました。哲学者のハーバーマ

スが言うみたいに，いろいろな人が集まって平等な市民とし
ていろいろなことを語っているうちに治療が起きているとい
う発想なのかなとはじめは思ったりしていましたが，そこで
何が起きているのかということを具体的に考えたほうがいい
のだと思います。そのためには，矢原隆行先生の『リフレク
ティング——会話についての会話という方法』という本が参
考になりました。ひとつの治療チームの観察を他のチームが
さらに観察することで治療の場にメタ認知が発生して行くの
だとよく分かりました。

　目指すべきは，シンフォニーではなく，ポリフォニーだと
言われていますが，みんなで話すという水平方向のダイアロー
グだけでなく，自分の中の垂直的なダイアローグが重要だ
と説かれていると日本でダイアローグを推奨している高木俊
介先生からよくお聞きします。代表的論者の Seikkula 先生
がそう書いておられます。

　もしかしたら，「具の時間」と「素の時間」の入れ替わり
が患者自身の中で起きることなのかもしれません。そう考え
ると，今日の話とつながってくるような気がします。樽味先
生が，リフレティングというメタ認知を獲得するような集団
的なしくみをつくらずにそれを 1 人で静かにやりおおせたこ
とは驚愕に値すると思います。

【文　　献】
ガタリ, F. ／杉村昌昭・毬藻　充［訳］(1994).『精神分析と横断性——制
　　度分析の試み』法政大学出版局
東畑開人 (2019).『居るのはつらいよ——ケアとセラピーについての覚書』
　　医学書院
西田幾多郎 (1989).「自覚について」上田閑照［編］『西田幾多郎哲学論集Ⅲ』
　　岩波書店, pp.177-267.
平野啓一郎 (2012).『私とは何か——「個人」から「分人」へ』講談社
矢原隆行 (2016).『リフレクティング——会話についての会話という方法』

　ナカニシヤ出版

Seikkula, J.（2008）. Inner and outer voices in the present moment of family and network therapy. *Journal of Family Therapy*, *30*(4), 478–491.

あとがき

　最近では，統合失調症や躁鬱病の軽症化が常識になり，今まで統合失調症に混同されてきたような解離性障害や発達障害のような病気を繊細に鑑別することが精神科医の課題となっており，精神科単科病院でもそのような風潮の影響は到来してきてはいた。しかしながら今までの古臭い精神科医療制度が作り出した慢性期の患者さんとの付き合いは，それでもやはり確かに残るのだから，不必要なものとして切り捨てることはできない。どうせ死亡退院するのだからと見捨てられるものではない。そしてなんとコロナ禍のなか，私の臨床の現場は精神科単科病院から精神科クリニックに変わった。言わばコロナ失業を経験したことになる。そのことで，お目にかかる患者の病気の重さは，在宅で過ごせるほどの安定を得た重さとなり，病気の段階は早期になった。私も現在は精神科単科病院と縁が切れたのだから，もはや軽症で早期の段階にある患者の相手を，現実社会と近いポジションでこなせば良いということになるであろうか。確かに患者と一緒に読む本は，例えば夏目漱石の『満韓ところどころ』から，ほしよりこの『逢沢りく』に換わった。しかし，我々の臨床行為は，いわゆる歴史構成主義的な見方だけで解釈されてそれで終わりにされて良いのだろうか。曰くモダンからポストモダンへという訳だが，たとえ無床の精神科クリニックで診察しても，私の臨床行為は精神科単科病院の慢性期病棟の保護室へと今なお繋がっていると考えておいた方が良い。それは病院での治療を継続せよと言っているのではない。戦争が無くなったからといって，戦争記念館を潰してよいという話にならないことを考えていただきたい。だから今日では，かえってむしろ慢性期病棟の患者さんの様子を見ておくことが，研修医のやるべきことになるのかもしれない。それは今日では，戦争記念館に入るようなイメージになるかもしれない。また発達障害の患者との面接に「素の時間」は成立するのかという疑

問も生じるだろう。なるほど成立しないかもしれない。しかしそれならば発達障害者との対面では成立しないものとして「素の時間」は明記されるべきである。そもそも「素の時間」との出会いに至るまで，我々はモダンな精神科医療制度の中で十分に抵抗できたのだろうか。それを知ってこそ現状への対応を考える視点を得られるだろうし，むしろ知らないでポストモダン云々というのは早すぎるのである。

　慢性期病棟を使い精神科医療でなされてきたことの結果に対する闘いとして慢性期病棟で発明された「素の時間」を知ることが，むしろ現在の精神科臨床の「義」になるのではないか。広島と長崎に戦争記念館が設立されているように，精神科医療にも方法としての記念碑のようなものが存在しないで良いのだろうか。方法としての記念碑，それが「素の時間」である。もはや内因性疾患の患者の病識は変わった，もはやポストモダンであると言う歴史家のような精神科医は今日多くいるが，それは急ぎ過ぎたオピニオンリーダーとなる危険性がある。樽味伸も，うつ病に関してはディスチミア親和型という，いわゆる現代型うつ病の名付け親のように扱われることがあるが，それは樽味の本意ではあるまい。樽味は，歴史的変遷の中で浮かび上がる疾患単位を敏感に名指しつつも，新しい疾患単位へまるで宗旨替えするようなことはなく，存在する新旧あらゆる疾患単位との相対の仕方を発明し続けようとしたのだろう。ここで本書の始めに紹介したA, B, C, Eの時間系列を思い出していただきたい。時間は複数ある。それぞれの疾患単位が姿を現す時に要請し，またそれらの治療が要求する時間の様態はそれぞれで異なるのである。どのような時間の様態を我々は患者と共に生きるのか，それを解明して行くことが臨床の基礎にある。このように考えて，樽味の発明した概念「素の時間」について考察をしたのが本書である。「素の時間」は統合失調症の治療についての先人の考察を継承しつつ批判するものである。このような時間の考察は，現代社会がポストモダン化されようと観光地化されようと，精神科臨床の基盤になるも

のである。

　第1章でも書いたように，この本は当初，人類学者の野村直樹さんと一緒にアンソロジーを計画して企画されたものである。しかし，最終的には臨床の直接行為者である医師2名が開襟して，臨床内在的に「素の時間」に触れる構成を取ることになった。多くを教えていただいた野村直樹さんに心から感謝したい。またナカニシヤ出版の編集者，米谷龍幸さんとは，この本の実現のために一体何回，京都で会ったか分からないし，一体何回，電話で話したか分からない。米谷さんには，よく我慢してくださったとしか申し上げる言葉がない。本書収録の対談の司会も務めていただいた。心から感謝いたします。

　最後に，ドゥルーズとガタリの次の文章を，樽味伸先生に捧げます。

　　　カオスに対する闘いは，敵［カオス］との親和力なしには進みそうもない。というのも，別の闘い，すなわち，カオスそのものからわたしたちをそれでもなお守るのだと言い張っていたオピニオンに対する闘いが展開されるからであり，その闘いにこそより大きな重要性があるからだ。（ドゥルーズ・ガタリ，1997：341）

寒波到来した年末の福井にて
著者を代表して
三脇康生

【文　献】

ドゥルーズ, G.・ガタリ, F. ／ 財津　理［訳］(1997). 『哲学とは何か』河出書房新社

【謝　辞】

本書の刊行にあたって，学校法人福井仁愛学園後援会より出版助成を受けたことを記します。ここに謹んでお礼を申し上げます。

事項索引

人名索引

執筆者紹介（執筆順，＊は編者）

三脇康生＊（みわき やすお）
仁愛大学心理学科教授
第1章，第3章，第5章，第6章

樽味　伸（たるみ しん）
九州大学医学部卒，2005 年逝去
第2章

岸本寛史（きしもと のりふみ）
静岡県立総合病院緩和医療科部長
第4章，第5章，第6章

臨床の時間
素の時間と臨床

2021 年　2 月 28 日　初版第 1 刷発行　（定価はカヴァーに表示してあります）
2024 年　4 月 30 日　初版第 2 刷発行

編　者　三脇康生
発行者　中西　良
発行所　株式会社ナカニシヤ出版
〒606-8161　京都市左京区一乗寺木ノ本町 15 番地
Telephone　075-723-0111
Facsimile　075-723-0095
Website　http://www.nakanishiya.co.jp/
E-mail　iihon-ippai@nakanishiya.co.jp
郵便振替　01030-0-13128

装幀＝白沢　正／印刷・製本＝ファインワークス
Copyright © 2021 by Y. Miwaki
Printed in Japan.
ISBN 978-4-7795-1553-8